Una apuesta a la

Endocrinología Natural

Dr. Mario Vega Carbó
Endocrinólogo

Primera Edición, Agosto 2019

Copyright © 2019 Mario Vega Carbó
Todos los derechos reservados.

A mis hijos: Liuba, Fidel, Mario y Rocío

A mis padres: Lucía y Nicolás

A mi esposa: Dra. Ethel Vado Osuna

A mis colegas, pacientes y sus familiares

A Dios en naturaleza como la mejor fuente de salud

CONTENIDO

Introducción 7
Tema I Diabetes 10
Capítulo 1 Definición 11
Capítulo 2 Causas más frequentes 14
Capítulo 3 Síntomas comunes 17
Capítulo 4 Afecciones relacionadas con el descontrol 19
Capítulo 5 Consequencias, prevención y recomendaciones 21
Capítulo 6 Tratamientos 27
Capítulo 7 Actividad física y control metabólico 33
Capítulo 8 Medidas dietéticas 38
Capítulo 9 Vitaminas y minerales 47
Capítulo 10 Plantas medicinales 49
Capítulo 11 Productos para diabéticos avalados 52
Capítulo 12 Terapias alternativas para la diabetes 55
Tema II Obesidad 59
Capítulo 1 Concepto 60
Capítulo 2 Causas más frecuentes 62
Capítulo 3 Síntomas más comunes 65
Capítulo 4 Afecciones asociadas 67
Capítulo 5 Consecuencias 69
Capítulo 6 Tratamientos 71
Capítulo 7 Actividad física 76
Capítulo 8 Medidas dietéticas 80
Capítulo 9 Vitaminas y minerales 87
Capítulo 10 Plantas medicinales 92
Capítulo 11 Suplementos naturales 94

Capítulo 12 Terapias alternativas 97
Tema III Enfermedades de la Glándula Tiroides 102
Capítulo 1 Concepto 103
Capítulo 2 Causas más frequentes 105
Capítulo 3 Síntomas más comunes 107
Capítulo 4 Afecciones asociadas 109
Capítulo 5 Consecuencias 110
Capítulo 6 Tratamientos 112
Capítulo 7 Actividad física 115
Capítulo 8 Medidas dietéticas 117
Capítulo 9 Vitaminas y minerales 125
Capítulo 10 Plantas medicinales 127
Capítulo 11 Suplementos naturales 129
Capítulo 12 Terapias alternativas 130
Tema IV Síndrome de Ovario Poliquístico 132
Capítulo 1 Concepto 133
Capítulo 2 Causas más frequentes 135
Capítulo 3 Síntomas comunes 137
Capítulo 4 Afecciones asociadas 138
Capítulo 5 Consecuencias a largo plazo 139
Capítulo 6 Tratamientos 141
Capítulo 7 Actividad física 144
Capítulo 8 Medidas dietéticas 146
Capítulo 9 Vitaminas y minerales 153
Capítulo 10 Plantas medicinales 156
Capítulo 11 Suplementos naturales 158
Capítulo 12 Terapias alternativas 160
Tema V Climaterio 162

Capítulo 1 Concepto..163
Capítulo 2 Causas más frecuentes..165
Capítulo 3 Síntomas comunes 167
Capítulo 4 Afecciones asociadas...168
Capítulo 5 Consecuencias 169
Capítulo 6 Tratamientos 171
Capítulo 7 Actividad física..175
Capítulo 8 Medidas dietéticas...178
Capítulo 9 Vitaminas y minerales..183
Capítulo 10 Plantas medicinales...186
Capítulo 11 Suplementos naturales...189
Capítulo 12 Terapias alternativas..190
Referencias por temas y capítulos..193
Acerca del autor..215

Introducción

El propósito del presente libro es crear consciencia de que en la naturaleza se encuentran todos los nutrientes que necesitamos para tener una alimentación sana, para prevenir enfermedades, para aliviar sus síntomas y para revertir el efecto de las que aquí nos reúnen: las enfermedades endócrinas.

Bajo ningún concepto pretende sustituir a un tratamiento médico, sino abrir el espectro de opciones para que tengamos en nuestro poder la posibilidad de elegir.

Haremos un recorrido por las causas y consecuencias de las cinco enfermedades endócrinas que se están apoderando de nuestra sociedad y nos prepararemos en el terreno de la batalla contra estas dolencias haciendo uso no solo de la terapéutica tradicional, sino también resaltando la importancia de las medidas naturales como cambios en el estilo de vida, dieta y ejercicio, y por supuesto, los recursos y beneficios que podremos encontrar en las plantas para ayudar en el tratamiento de estas enfermedades.

Abriremos este libro con el tema de la Diabetes, una condición clínica que se ha convertido en una epidemia en los últimos años. Conoceremos cuales son los criterios para diagnosticarla, los tipos que existen, cuáles son los síntomas sospechosos, y también hablaremos sobre el tratamiento, explicando el efecto de las medicaciones, la importancia de un estilo de vida saludable, y las plantas que son beneficiosas para los pacientes diabéticos.

Luego continuaremos con un tema que está muy relacionado a la diabetes como lo es la Obesidad. Hoy en día la obesidad es considerada como una enfermedad grave, un enemigo silencioso que desencadena una serie de patologías y complicaciones. Conversaremos sobre los parámetros para definirla, los tipos que existen de acuerdo a la distribución del tejido graso, las complicaciones que ocasiona en la salud, así como también las medidas de tratamiento no farmacológico, los medicamentos que pueden usarse, y los remedios naturales recomendados.

En el tercer capítulo, expondremos la Tiroides y las enfermedades que se originan por las alteraciones en su función. La tiroides produce unas hormonas que son fundamentales para iniciar los procesos metabólicos de todas nuestras células, y cuando esa producción se da en exceso (hipertiroidismo) o es deficiente (hipotiroidismo) los síntomas se manifiestan en todos los órganos de nuestro cuerpo. Hablaremos sobre las causas de estas enfermedades, las complicaciones y las opciones de tratamiento médico tradicional como de las terapias alternativas con plantas medicinales.

Presentamos en el capítulo cuarto, una de las patologías con mayor prevalencia en las mujeres con sub-fertilidad e infertilidad como lo es el Síndrome de Ovario Poliquístico (SOP) el cual alcanza hasta un 12% entre las mujeres en edad fértil. Veremos de qué se trata esta patología, cuales son los síntomas y las causas, como es el tratamiento convencional y que recetas naturales pueden ayudar en su manejo.

En el último capítulo, cerrando con broche de oro, nos prepararemos para enfrentar una difícil etapa de cambios tanto físicos y psicológicos como lo es el Climaterio, tanto Femenino como Masculino. Explicaremos por qué se produce esta etapa, cuales son los cambios fisiológicos esperados con la edad, los síntomas que genera y las posibles molestias, así como también, orientaremos sobre las terapias que podemos adoptar para enfrentar este ciclo de la vida.

A medida que viajes en las páginas de este libro, tomarás consciencia de todo lo que está en tus manos hacer para mejorar tu estilo de vida desde el momento en el que te levantas hasta que te vas a dormir por la noche. A partir de este momento, tu vida puede cambiar de forma radical y para bien, solo debes permitir que la alquimia tenga lugar. El mago eres tú.

El autor
Dr. Mario Vega

Tema I

Diabetes

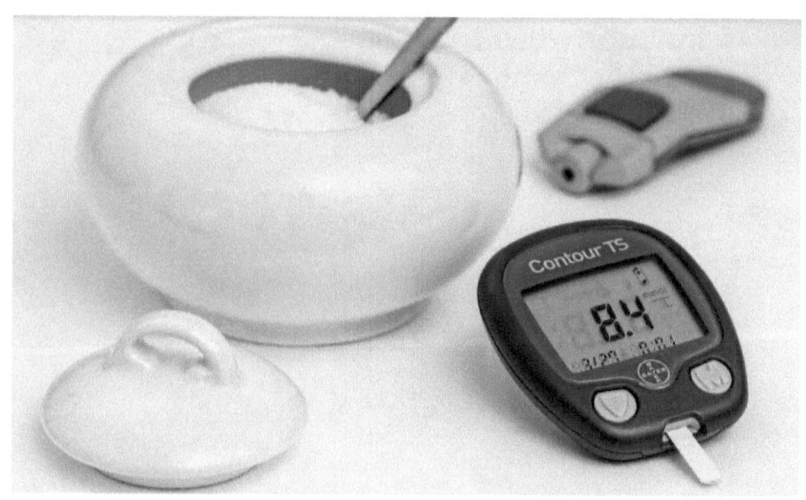

Capítulo 1

Definición

Definición científica:

La diabetes es una enfermedad de tipo crónica que se manifiesta cuando el páncreas deja de producir la cantidad suficiente de insulina para regular la presencia del azúcar en la sangre. Otra razón para la aparición de la diabetes es cuando el páncreas produce insulina de forma normal, pero el organismo no es capaz de utilizarla de manera eficaz. Cuando la diabetes no es controlada, se produce en el cuerpo una condición conocida como hiperglucemia, la cual significa el aumento del azúcar en la sangre. A medida que el tiempo pasa, esta condición produce graves daños en muchos de los órganos del cuerpo, así como también en sus diversos sistemas, en los nervios y en los vasos sanguíneos.

Clasificación según su fisiopatología:

Diabetes tipo 1: Este tipo de diabetes también se conoce bajo el nombre de insulinodependiente o diabetes juvenil. Ocurre cuando el páncreas es incapaz de sintetizar la insulina, entonces la glucosa que ingresa en el organismo a partir de los alimentos, queda en la sangre sin poder ingresar en las células, para las cuales es vital para su funcionamiento. Al concentrarse altos niveles de azúcar en la sangre, comienzan a generarse diversos problemas de salud. Esta diabetes no ha podido ser prevenida hasta el día de hoy.

Diabetes tipo 2: Conocida como no insulinodependiente o como diabetes de la edad adulta, el tipo 2 ocurre cuando el páncreas produce la insulina necesaria, pero el organismo no es capaz de hacer que esta cumpla la función para la cual existe. Por lo tanto, también se producen altas concentraciones de azúcar en sangre y la salud resulta afectada. El comienzo de esta enfermedad es imperceptible, tanto es así que algunas personas la padecen por años, hasta que finalmente se les manifiesta un problema en la visión o al corazón, con lo cual termina siendo detectada. Debido a que el organismo es inteligente y está programado para regenerarse, cuando el hígado y las células grasas no usan la insulina de forma adecuada, el páncreas hace un doble esfuerzo para producir más. Sin embargo, en un determinado momento, sus esfuerzos cesan y el problema se agrava.

Diabetes gestacional: es una condición que se caracteriza por el desarrollo de hiperglucemia, es decir, el aumento del azúcar en la sangre, durante la etapa del embarazo. Si bien los niveles de azúcar son más altos de los aceptados, no llegan a ser los requeridos para hablar de una diabetes propiamente dicha. Las consecuencias de esta condición son posibles complicaciones en el transcurso del embarazo, durante el parto y el aumento de riesgo de que el futuro bebé desarrolle diabetes tipo 2.

Otros tipos de diabetes: En esta categoría se incluyen aquellos tipos de diabetes que son causados por una fisiopatología distinta a las anteriores, generalmente la enfermedad se presenta como consecuencia de otra enfermedad primaria. Tal es el caso de la diabetes por uso de medicamentos esteroides, y de la diabetes por enfermedades como la fibrosis quística.

Capítulo 2

Causas más frecuentes

Diabetes tipo 1

Hasta el día de hoy, se desconocen las causas exactas de este tipo de diabetes, que resulta ser autoinmune. Los científicos se encuentran investigando en la línea de la genética, ya que consideran que la persona nace con una cierta predisposición en su ADN a desarrollarla, pero para que el sistema inmune comience a destruir por error las células del páncreas que producen la insulina, es necesario que la persona contraiga un virus que desencadene tal reacción en el sistema inmunitario. Por lo tanto, las dos causas principales de esta enfermedad se resumen en lo siguiente:

- **Herencia**
- **Factores ambientales**

Diabetes tipo 2

Este tipo de diabetes está fuertemente relacionada con el estilo de vida. Los malos hábitos, tales como el sedentarismo y la mala alimentación, aparecen a la cabeza de la lista de factores de riesgo. Esto se debe a que existe una conexión directa entre la obesidad y la resistencia a la insulina que termina desembocando en una diabetes tipo 2. La grasa abdominal está vinculada a dicha resistencia a la insulina, así que es tanto una causa como un indicador de la enfermedad. Otro factor de riesgo es la genética. Entre los grupos más vulnerables a padecer esta diabetes se encuentran: los latinos, los afroamericanos, los estadounidenses de origen asiático, los hawaianos, los nativos de las Islas del Pacífico y las personas nacidas en Alaska. Por lo tanto, podemos resumir a las causa de esta diabetes en:

- **Hábitos de vida**
- **Herencia**
- **Ubicación geográfica**

Diabetes gestacional

En la diabetes gestacional opera un triángulo de factores que hace que se desencadene la enfermedad. Por un lado la genética colabora en su aparición, así como también los malos hábitos alimenticios y la falta de ejercicio. Sin embargo, los cambios hormonales que tienen lugar durante la etapa gestacional son también fuertemente responsables de su aparición. La hipótesis más aceptada hasta el momento es la que se apoya en el hecho de que las hormonas que se encuentran en la placenta terminan bloqueando la acción de la insulina. A su vez, el aumento de peso en el embarazo es otro desencadenante de la diabetes gestacional. De este modo, las causas se resumen en:

- **Herencia**
- **Hábitos de vida**
- **Hormonas**

Otros tipos de Diabetes

Medicamentos

Otra causa de la diabetes son ciertos fármacos que pueden provocar hiperglucemia o descompensar la diabetes que previamente existía. Entre ellos se encuentran los analgésicos opiáceos, los corticoides, los de índole reumatológica, los psicofármacos, los antineoplásicos, los antimicrobianos, los inmunosupresores, los de índole cardíaca, las hormonas y los broncodilatadores.

Capítulo 3

Síntomas comunes

Nuestro organismo es muy sabio e instintivo. A través de los síntomas nos habla para comunicarnos aquello que no es tan evidente a simple vista. Por lo tanto, cuando apreciamos una o varias de las siguientes señales podemos estar padeciendo una diabetes silenciosa sin siquiera sospecharlo:

Poliuria: se trata de orinar en grandes cantidades. No debemos confundir esta condición con la de orinar muy seguido en pequeñas cantidades.

Polidipsia: es el aumento desmesurado de la sed, el cual viene acompañado de una urgencia por saciarla. Hace que la persona ingiera grandes cantidades de líquido y la elección la mayoría de las veces suele ser el agua.

Polifagia: es cuando el hambre aumenta de forma descontrolada y lleva a ingerir grandes cantidades de comida.

Pérdida de peso: tiene que darse sin ningún factor que la haya generado de forma adrede o por otras patologías que la provoquen. Se trata de un síntoma de la diabetes cuando perdemos peso de forma notoria y sin ningún cambio en nuestros hábitos de vida, tales como dietas o ejercicio.

Otros síntomas sospechosos

Prurito: es la picazón en la piel sin ningún factor evidente que la genere.

Fatiga: sin razón aparente, nos sentimos cansados y nos cuesta respirar ante esfuerzos físicos menores.

Visión borrosa: tenemos que descartar el cansancio en la vista y el hecho de que sea un síntoma circunstancial. Para considerarla una señal de la diabetes, debe ser constante.

Heridas que no cicatrizan: si nuestras heridas tardan mucho más de la cuenta en cerrar o incluso derivan en infecciones, es posible que la diabetes sea la causa.

Entumecimiento y hormigueo en las extremidades: si sentimos pérdida de movilidad o la sensación de agujitas en nuestras manos y pies, puede ser otro síntoma de esta enfermedad.

Capítulo 4

Afecciones relacionadas con el descontrol

Cuando por desconocimiento de padecerla o por negligencia, desatendemos nuestra diabetes, el organismo pasa de la etapa de síntomas a la de las afecciones, las cuales pueden ser cualquiera de las siguientes:

Candidiasis vaginal: es una infección vaginal producida por hongos que se manifiesta a través de una intensa picazón en el área vaginal y vulvar. Otros síntomas que indican que está presente son el sarpullido, el enrojecimiento y los dolores en la zona, así como también secreciones vaginales acuosas o espesas.

Balanitis: es la inflamación e irritación del glande o del prepucio en el hombre, y del clítoris en la mujer. Se manifiesta a través de la irritación de la zona, usualmente acompañada por dolor al orinar, secreciones provenientes de la uretra y aparición de llagas color púrpura en el área.

Infecciones urinarias: ocurren cuando una bacteria ingresa por la uretra y se instala en la vejiga. La infección puede afectar tanto a la uretra, a los uréteres, a los riñones o a la vejiga. Si bien las bacterias que las causan suelen ingresar de forma frecuente al organismo, este puede liberarse de ellas sin problema. En cambio, cuando la diabetes está presente, esta debilita al sistema inmunitario y en consecuencia no cumple con su rol de destruir a los patógenos intrusos en el cuerpo.

Infecciones en la piel: debemos estar muy atentos a los trastornos cutáneos frecuentes, ya que estos podrían ser el primer síntoma que detone la alarma de la diabetes. Si padecemos de forúnculos, orzuelos, carbuncos (infección a nivel de la dermis) o foliculitis (infección en los folículos de los vellos), podría tratarse de los semáforos del cuerpo en lo que respecta a alertarnos acerca de la diabetes.

Problemas bucales: el aumento de glucosa en la sangre no controlado nos vuelve más propensos a padecer de problemas en las encías, tal como la periodontitis, la cual puede llevar a la pérdida de piezas dentales, así como también al deterioro general en la salud bucal. Es importante tomar esta clase de problema de salud como un aviso de que la diabetes podría estar presente, así como también resulta indispensable realizarnos controles dentales cada seis meses si fuimos diagnosticados con la enfermedad.

Capítulo 5

Consecuencias, prevención y recomendaciones naturales para controlarlas

La aparición de la diabetes trae consigo consecuencias indeseables para la salud. Afortunadamente, siempre podemos prevenirlas si aún no han aparecido, o controlarlas si se han instalado. Tales efectos negativos se manifiestan a través de las siguientes enfermedades:

Neuropatía periférica

Debido a lesiones en los nervios periféricos, es decir de aquellos que están fuera del cerebro y de la médula espinal y que le transmiten los estímulos al cerebro, la persona padece entumecimiento o insensibilidad en las manos o en los pies. Por otra parte, se suele experimentar una sensación generalizada de debilidad.

Medidas preventivas

- **Control de las condiciones médicas que la provocan:** diabetes, artritis, alcoholismo, enfermedad de Lyme, VIH y trastornos hepáticos, renales o de tiroides.
- **Evitar la exposición a toxinas**

- Evitar los movimientos repetitivos
- Hacer ejercicio
- Ingerir vitamina B
- Ingerir frutas y verduras

Recomendaciones naturales para controlarla

- Consumir nueces
- Consumir aceite de pescado
- Exponerse moderadamente al sol todos los días para producir vitamina D
- Consumir jugo de hierba de trigo
- Consumir chiles y pimientos

Disfunción sexual

La disfunción sexual es la condición mediante la cual el hombre padece de disfunción eréctil y la mujer pierde el deseo sexual. Para hablar de una patología, es necesario que esta condición sea persistente y que no esté ligada a factores de índole emocional pasajeros.

Medidas preventivas

- Dejar de fumar
- Bajar de peso
- Dormir como mínimo siete horas diarias

- **Reducir el estrés**
- **Aumentar el bienestar**
- **Llevar una alimentación saludable**
- **Realizar actividad física**

Recomendaciones naturales para controlarla
- **Acupuntura**
- **Ejercicios Kegel**
- **Consumir ginseng rojo**
- **Consumir arginina**
- **Consumir Ginkgo biloba**

Enfermedad renal crónica

Se habla de enfermedad renal crónica cuando se ha generado daño en los riñones y este ha avanzado. En tal caso, se convive con la enfermedad durante años y se desconoce que está allí porque no suele manifestar síntomas. Podemos saber si existe mediante exámenes de rutina, tales como la tasa de filtración glomerular, creatinina y urea en sangre, el examen de orina y el control de la presión arterial.

Medidas preventivas

- **Controlar el nivel de azúcar en sangre cuando se tiene diabetes**
- **Hacer como mínimo treinta minutos de ejercicio al día todos los días**

- No fumar
- Reducir el consumo de alcohol
- Controlar el peso
- Mantener la presión sanguínea en parámetros saludables
- Bajar el consumo de grasa
- Eliminar el consumo de sal

Recomendaciones naturales para controlarla

- Consumir alimentos con potasio, sodio y fósforo
- Tomar caldo de cebolla
- Tomar infusiones de gayuba, diente de león, malva y cola de caballo

Cardiopatía isquémica

Ocurre cuando las paredes de las arterias coronarias se dañan, con lo cual se produce una condición conocida como arteriosclerosis, y esto desemboca en que el corazón no reciba la suficiente cantidad de sangre. No suele presentar síntomas.

Medidas preventivas

- Eliminar el sedentarismo
- No fumar
- Llevar una dieta saludable
- Reducir el estrés

Recomendaciones naturales para controlarla
- **Consumir frutos secos**
- **Consumir cebolla**
- **Beber infusión de espino blanco**
- **Consumir aguacates y plátanos**
- **Consumir miel**
- **Beber infusión de ajo y vinagre blanco endulzada con miel de abeja**
- **Beber infusión de muérdago.**

Pie diabético

El pie diabético aparece cuando, debido a la pérdida de la sensibilidad en los pies que provoca la diabetes, las heridas en el pie no son percibidas por la persona, por lo que siguen avanzando hasta generar una úlcera que podría derivar en la amputación del pie. Una pequeña cortadura o una ampolla insignificante pueden derivar en serios problemas debido a no sentir el dolor que estas deberían provocar.

Medidas preventivas

- **Revisar los pies a diario**
- **Lavar los pies a diario**
- **Humectar los pies a diario**
- **Limar los callos y durezas con sumo cuidado**
- **Estar calzado todo el tiempo**

- Proteger los pies de las temperaturas extremas
- Usar medias siempre que el calzado lo permita

Recomendaciones naturales para controlarla

- Aplicar aloe vera con aceite esencial de árbol de té
- Hacerse baños de sal marina
- Beber infusión de Ginkgo biloba
- Beber infusión de caléndula
- Aplicar aceite de coco mezclado con vitamina E

Capítulo 6

Tratamientos

El tratamiento para la diabetes se basa en una combinación de medidas "no farmacológicas" y medidas "farmacológicas" que serán progresivas e implementadas en cada paciente considerando individualmente cada caso.

El primer escalón en el tratamiento siempre serán las medidas no farmacológicas, las cuales se basan principalmente en cambios en el estilo de vida. Para lograr la disminución del peso corporal, sobre todo en pacientes con diabetes tipo 2 y obesidad, es necesario llevar una dieta con restricción de calorías que sea planeada de acuerdo a las necesidades individuales de cada persona, la meta es conseguir una reducción del 5% del peso corporal anualmente y que este cambio se mantenga.

Igualmente, la dieta debe combinarse con una rutina de ejercicios aeróbicos de moderada a alta intensidad que sumen a la semana en promedio unos 30 minutos. Las rutinas deben ser adaptadas para cada persona, desde caminata, trote, u otro tipo de ejercicios, tomando en cuenta las comorbilidades de la persona.

Cuando las alteraciones metabólicas de la diabetes no se compensan por completo con estas medidas no farmacológicas, se combinan con la medicación

Medicamentos

Los medicamentos son indicados principalmente en caso de diabetes tipo 2. En la diabetes tipo 2 la principal alteración es una resistencia de los tejidos a la acción de la insulina, aunque el páncreas sigue produciendo insulina pero en niveles menores a los normales, por esta razón los fármacos están destinados a: (1) aumentar la producción de insulina por parte del páncreas ó, (2) mejorar la sensibilidad de los tejidos a la acción de la insulina. Existe una amplia gama de medicamentos que se pueden clasificar de acuerdo a la forma que actúan en el cuerpo de la siguiente manera:

- **Biguanida:** el principal representante de este grupo de fármacos es la Metformina. Actúa mejorando la sensibilidad de los tejidos a la acción de la insulina y es el medicamento de elección para los pacientes con diabetes tipo 2. Se administra de dos a tres veces por día.

- **Inhibidores de la dipeptidilpeptidasa IV:** en este grupo encontramos la Sitagliptina, Vildagliptina y Saxagliptina. Actúan a través del bloqueo de la acción de una enzima llamada Dipeptidildipeptidasa IV. Esta enzima es una proteína que se encarga de eliminar unas sustancias que produce el intestino, llamadas incretinas, que tienen la función de estimular la producción de insulina cuando se ingieren alimentos. Se administran por vía oral.

- **Incretinomiméticos:** los representantes de este grupo son el Exenatide y el Liraglutide. Son medicamentos que se administran por vía parenteral, es decir, a través de inyecciones por lo general. Su función es simular los efectos que tienen las sustancias llamadas incretinas que produce el tubo digestivo para estimular la producción de insulina.

- **Tiazolidinedionas:** como la Pioglitazona. Es un medicamento que se administra por vía oral y su función es mejorar la acción en los tejidos de la insulina, principalmente actuando sobre el tejido graso. Además, disminuyen la producción de glucosa por parte del hígado. Entre sus efectos adversos se ha relacionado con aumento de peso y problemas cardiacos.

- **Meglitinidas:** estos medicamentos son estimulantes de la secreción de insulina por parte del páncreas y se administran por vía oral varias veces al día. Entre los efectos adversos pueden producir hipoglucemia, es decir, bajar el azúcar en sangre en exceso. Los ejemplos son la Repaglinida y Nateglinida.

- **Sulfonilureas:** son unos de los más comúnmente usados para el tratamiento de la diabetes tipo 2, solos o en combinación con la Metformina. Son estimulantes de la secreción de insulina, y su administración es por vía oral por lo general una vez al día. El principal efecto adverso es la hipoglucemia. En este grupo se encuentran medicamentos como: la Glibenclamida, Glicazida, Glimepirida.

Terapia Hormonal: Insulina

La administración de Insulina está indicada en pacientes diabéticos tipo I, mujeres embarazadas con diabetes tipo 1 y 2 o con diabetes gestacional, y también en pacientes con diabetes tipo 2 en fases avanzadas. En los casos de diabetes tipo 1 y en la diabetes tipo 2 de larga evolución, el páncreas ya no produce insulina, por lo cual debe ser suministrada.

La insulina se administra por vía parenteral, es decir, a través de inyecciones, generalmente subcutáneas o intravenosa. Las presentaciones disponibles son análogas de insulina humana sintética, y otros tipos como la insulina NPH, y se clasifican de acuerdo a su tiempo de acción. Las inyecciones deben cumplir con un esquema riguroso en cuanto a los horarios de la alimentación y en relación a las comidas y debe controlarse con la toma de glicemia capilar en ayunas. Actualmente se disponen de bombas de insulina programadas que los pacientes usan para la administración de insulina de manera casi automática.

Riesgos y beneficios

Los efectos colaterales de la medicación son variados y dependen del tipo de fármaco. En general los más comunes son la hipoglucemia, las náuseas, las diarreas, los vómitos, aumento de peso y disminución del sodio en sangre. En cuanto a los beneficios, estos medicamentos tienen la función de aumentar la producción de insulina, ayudar a que el organismo la use de forma correcta y hacer que el hígado produzca menos glucosa.

Cirugías

- **Cirugía de pie diabético**
- **Trasplante de páncreas**
- **Cirugía para tratamiento de la obesidad**
-

Indicaciones, riesgos y beneficios

Se recomienda la cirugía de pie diabético cuando se está frente a un pie en riesgo, lo cual implica que podría llegar a necesitarse una amputación si la herida persistiera. Los riesgos de ambas cirugías están relacionados a la dificultad para la cicatrización que presenta el paciente diabético, mientras que los beneficios son los de restaurar la salud del pie y de darle al organismo un páncreas que funcione y que libere al paciente de su condición de diabético.

En el caso del trasplante de páncreas nos encontramos con otros riesgos a tomar en cuenta. El primero de ellos es la seriedad de la intervención. De acuerdo a las cifras, el 20% de las personas trasplantadas fallece en el transcurso del primer año después de la operación. Por otro lado, los efectos secundarios de los medicamentos inmunosupresores que se deben tomar para evitar que el organismo rechace al nuevo órgano, son más peligrosos que la diabetes en sí misma.

Se considera la cirugía para el tratamiento de la obesidad ya que muchos pacientes con diabetes tipo 2 son obesos. La cirugía se indica en los casos que el IMC es mayor a 40 kg/ m^2 y también cuando se encuentra el valor entre 30-39 kg/ m² y no se ha logrado disminuir de peso por los medios convencionales (dieta y ejercicio), y el paciente tiene otras enfermedades asociadas graves, como hipertensión.

Capítulo 7

Actividad física y Control metabólico

Influencia de la actividad física en el control metabólico

Llevar a cabo un estricto y regular control metabólico es lo que nos va a alejar de las complicaciones derivadas de la diabetes.

Hacer ejercicio tiene un impacto altamente positivo en personas con diabetes tipo 1 y tipo 2. Además de obtener todos los beneficios que el ejercicio físico trae consigo, las personas diabéticas adquirirán las siguientes ventajas:

- Mejora en los niveles de glucemia
- Aumento en la sensibilidad a la insulina

A nivel metabólico, lo que ocurre cuando se hace ejercicio físico y se está directamente relacionado con la diabetes, es la movilización de los depósitos de glucógeno en el hígado y en los músculos. Además de ello, los músculos comienzan a absorber glucosa, por lo que la sacan de la sangre. Por último, el ejercicio físico, en especial el aeróbico, desencadena la quema de lípidos, una acción que mejora la acción de la insulina en los tejidos, conllevando a disminuir la glucemia en la sangre.

Los niños y adolescentes con diabetes tipo 1 están habilitados para realizar cualquier tipo de actividad física, incluso pueden practicar deportes de competencia, pero deben siempre tener un control metabólico adecuado. Se ha detectado que para realizar actividad física de forma segura, es necesario adaptar los medicamentos y la dieta.

Complicaciones y enfermedades asociadas

Las complicaciones más comunes en la diabetes son las microvasculares:

Retinopatía: ocurre debido a que los altos niveles de azúcar en sangre dañan los vasos sanguíneos de la retina. A raíz de esto, los vasos se hinchan y pierden líquido o se producen nuevos vasos anormales. Con el tiempo, todos estos cambios pueden derivar en la pérdida de la visión.

Nefropatía: es la enfermedad renal crónica, la cual deriva en una mala filtración de la sangre por parte de los riñones, lo cual deriva en una acumulación peligrosa de desechos y electrolitos en el cuerpo.

Neuropatía: se debilitan los nervios periféricos, lo cual conduce al entumecimiento y pérdida de movilidad de partes del cuerpo.

Así como también las cardiovasculares, las cuales están asociadas al control metabólico y a la evolución de la enfermedad.

Rutinas combinadas de resistencia, cardio, flexibilidad y elasticidad

Existen ciertos ejercicios especialmente recomendados para personas con diabetes. Si bien cuando se practica la actividad física se deben contemplar sus cuatro pilares, es necesario recalcar que el más beneficioso para que tenga lugar el control metabólico en personas con esta enfermedad es el aeróbico.

A los efectos de que los beneficios derivados del ejercicio físico tengan lugar, este debe constar de sesiones que duren como mínimo treinta minutos de ejercicio ininterrumpido, y que tengan lugar al menos tres veces por semana.

Las rutinas pueden ser elegidas según el tiempo y la energía de la que se disponga. Para que la actividad aeróbica tenga el efecto deseado, debe durar entre veinticinco y cuarenta y cinco minutos corrido.

Ejercicio Cardio o aeróbico

- Ciclismo
- Patinaje
- Caminata rápida o trotar
- Natación
- Danza

Resistencia

Al hablar de resistencia, nos referimos al uso de pesas para generar el aumento de la masa muscular. Debemos recordar que cuanto más volumen en el músculo, más glucosa se absorberá. Las repeticiones de los ejercicios de resistencia oscilan entre las diez y las treinta por serie, y deben realizarse como mínimo tres series. Los músculos a trabajar son:

- Abdominales
- Dorsales (músculos de la espalda
- Músculos de los Brazos
- Músculos de las Piernas

Flexibilidad

Son rutinas destinadas a lograr el máximo rango de movimiento en las articulaciones. Benefician en la postura y en la movilidad cotidiana. Los más recomendados son:

- Yoga
- Pilates
- Ballet

Elasticidad

Las personas con diabetes sufren de una degeneración celular prematura, por lo que es común que tengan desgaste articular, desgarros musculares y lesiones en los tendones. Para evitar esto, ninguna sesión de ejercicios debería terminar si una rutina destinada a la elasticidad muscular. Aquí se trabajarán los brazos, las piernas y la columna. Para que el músculo reciba los nutrientes necesarios y libere el ácido láctico acumulado en la sesión de resistencia y podamos evitar sentir dolor, cada ejercicio de estiramiento debe tener una duración de veinte segundos como mínimo y ser repetido dos veces.

Capítulo 8

Medidas dietéticas

Contaje de carbohidratos

El conteo de carbohidratos es una técnica enfocada a controlar el nivel de glucosa en sangre a través de la planificación del menú, ya que este nutriente eleva los niveles de glucosa. Sin embargo, si queremos que sea efectiva, no es tan simple como sumar los carbohidratos presentes en los alimentos, ya que hay que tomar en cuenta dos factores que reducen el efecto de este nutriente: el ejercicio físico y la medicación que estemos tomando.

En promedio, se puede partir de la base de que se necesitan 52 carbohidratos por comida.

A modo de ejemplo, un desayuno con esta cantidad de carbohidratos podría estar formado por:

- 1 fruta fresca
- 1/2 taza de avena
- 1/2 taza de yogur descremado sin azúcar
- 1 galleta dulce

Dieta según índice glucémico y carga glucémica

El **índice glucémico** nos habla de la velocidad en la que un alimento es capaz de elevar la glucosa en la sangre. Es necesario dividir a los alimentos entre los que son de índice glucémico bajo, medio y alto. Se le atribuye a la glucosa el valor ficticio de 100. Por lo tanto, aquellos alimentos que sean menores a 55, son de índice bajo; entre 55 y 70 son intermedios y los superiores a 70 son de índice alto.

La **carga glucémica** es un patrón que evalúa la velocidad en la que la glucosa llega a la sangre. Para ello se evalúan los hidratos de carbono que contenga el alimento. Por ejemplo, si el alimento tiene un índice glucémico alto, pero contiene pocos hidratos de carbono, su carga glucémica es baja. No se puede hablar de índice glucémico sin tomar en cuenta la carga glucémica, y viceversa. Los alimentos por encima de 20 son considerados de carga glucémica alta, ya que harán llegar la glucosa a la sangre de manera más rápida. Los menores a 10 son de carga glucémica baja.

Alimentos de índice glucémico alto: arroz blanco, sandía, cereales procesados, avena instantánea, papas

Alimentos de índice glucémico medio: arroz integral, pan de pita, pan de centeno, frutas pasas

Alimentos de índice glucémico bajo: cebada, quínoa, nueces, legumbres, leche, yogur

Alimentos de carga glucémica alta: pasta alimenticia, cereales con azúcar y frutas pasas

Alimentos de carga glucémica media: pan, papas hervidas, miel

Alimentos de carga glucémica baja: piña, cereales con fibra, lentejas, kiwis.

Lectura de etiquetas

Antes de comprar cualquier alimento, es conveniente hacer una lectura exhaustiva de su etiqueta. Los factores a tomar en cuenta son los siguientes:

- **Tamaño de la porción:** los valores que se leerán a continuación son por porción, no por el paquete entero. Es muy importante no confundirse y creer que comeremos solo 52 calorías si consumimos todo el paquete, ya que nos puede estar hablando de esa cantidad de calorías por tres galletas, por ejemplo.

- **Calorías:** es muy importante consumir menos calorías que las que el organismo actualmente está quemando a través de la actividad física para perder peso.

- **Carbohidratos:** incluyen los azúcares, la fibra y los carbohidratos complejos. Todo carbohidrato eleva el azúcar en la sangre, de modo que es necesario tomar en cuenta los gramos totales, no solo los de azúcar.

- **Fibra:** es recomendable ingerir un promedio de 25 gramos diarios en las mujeres y 38 gramos en el caso de los hombres.

- **Alcoholes de azúcar:** tienen menos calorías que los carbohidratos y que el almidón. Son tramposos porque pueden estar presentes en un alimento cuya etiqueta diga "libre de azúcar", lo cual no lo exime de carbohidratos ni de calorías.

- **Grasas totales**: incluye el conteo de grasas malas y buenas para el organismo. Las grasas mono y poli insaturadas reducen el colesterol malo y protegen el sistema cardiovascular.

- **Grasas saturadas:** aumentan el colesterol malo y el riesgo de enfermedad coronaria.

- **Grasas trans:** aumentan el colesterol malo y el riesgo de enfermedad coronaria.

- **Colesterol:** cuanto menos tenga, más saludable es el alimento. Lo ideal es que diga 0%.

- **Sodio:** no afecta la glucosa en la sangre, pero nadie debería ingerir más de 2.300 mg al día.

- **Lista de ingredientes:** se enumeran de forma decreciente. De este modo, el primero mencionado será el que se encuentra presente en mayor medida.

- **Valores porcentuales diarios (%DV):** a la derecha de la etiqueta encontraremos estos valores. Nos indica la cantidad de cada nutriente que cada porción del alimento en cuestión aporta al día en base a una dieta de 2.000 calorías.

- **Carbohidratos netos:** es un valor que los fabricantes de alimentos actuales han empezado a incluir. Se trata de la cantidad de carbohidratos después de restarles los alcoholes de azúcar y los gramos de fibra. No es un valor aceptado por las organizaciones de alimentación y de diabetes por no ser exacto.

Alimentos recomendados

Dado que una persona con diabetes se beneficia de alimentos con calcio, fibra, potasio, vitaminas A, C y E y magnesio, los alimentos más recomendados son:

- Cítricos
- Boniato
- Hortalizas de hojas verdes
- Bayas
- Menestras (es preferible que sean naturales, pero si son enlatadas, solo hay que escurrirlas y lavarlas bien)
- Pescados con omega 3
- Granos enteros (germen y salvado)
- Tomate
- Nueces
- Leche descremada
- Yogur descremado

Preparaciones más recomendadas y cantidades

Las mejores cocciones para diabéticos son: a la plancha, hervido, al vapor y al horno. Es mejor que ninguna cocción sea muy prolongada, ya que esto favorece una mayor absorción de carbohidratos. La mejor forma de diseñar un plato de comida para diabéticos es:

- 1/2 plato de vegetales libres de almidón (espinacas, acelgas, zanahorias)
- 1/4 plato de proteínas (legumbres, carne magra, atún)
- 1/4 plato de granos integrales o de alimentos con almidón (arroz)
- Postre: una unidad de fruta o una porción de lácteo

Es recomendable ingerir la misma cantidad de carbohidratos todos los días.

Ejemplos de menús

Desayuno

- 1 vaso de leche
- Media taza de avena
- 1 unidad de fruta

Almuerzo

- 1 taza de legumbres
- 1 porción de ensalada
- 1 unidad de fruta o un lácteo

Merienda

- 2 rodajas de pan
- 1 vaso de jugo natural

Cena

- 1 papa hervida
- 200 gramos de espinacas
- 5 cucharadas de arroz

Recetas culinarias atractivas y sanas

Ensalada al vapor fría o caliente:

- 2 zanahorias
- Cáscara de 1 zucchini
- Cáscara de 1 berenjena
- 1/2 cebolla

Se corta la cebolla en juliana o en brunoise, se la saltea en una cucharada de aceite altoleico. Se agregan las zanahorias cortadas en rebanadas bien finas. Se tapa y se deja sudar. Se le agregan los demás ingredientes, se condimenta a gusto, se tapa y se deja completar la cocción. Puede comerse fría a caliente.

Tomates rellenos al horno

- 4 tomates grandes
- 4 papas
- 1 lata de atún
- 1 cebolla chica

Saltear la cebolla en una cucharada de aceite altoleico. Hervir las papas y hacer puré. Pelar y ahuecar los tomates. Mezclar el puré de papas con el atún y la cebolla. Rellenar los tomates y cocinar 20 minutos a horno 180 °C.

Capítulo 9

Vitaminas y minerales

Todas las vitaminas y minerales son beneficiosas para las personas con diabetes, pero nos centraremos en enumerar aquellos que, además de nutrir, reduzcan el nivel de glucosa en sangre, ya sea porque descomponen la grasa, porque reducen la presencia de glucosa en sangre, porque proporcionan energía o porque estimulan la producción de insulina:

- **Vitamina B**
- **Vitamina C**
- **Vitamina D**
- **Vitamina E**
- **Magnesio**
- **Zinc**

Alimentos ricos en vitaminas y minerales

- Frutos secos
- Cereales
- Queso
- Ostras
- Cítricos
- Derivados del trigo
- Semillas crudas
- Levadura de cerveza

- Champiñones
- Leche
- Vegetales
- Langosta
- Pescado
- Vegetales verdes
- Té
- Leche de cacao
- Apio
- Brócoli
- Espárragos
- Tomates
- Calabacines
- Granos enteros
- Mariscos
- Arroz integral
- Semillas de girasol
- Huevos

Capítulo 10

Plantas medicinales

Las plantas pueden oficiar de medicinas para prevenir enfermedades autoinmunes, bajar y controlar la glucosa y para aumentar la sensibilidad a la insulina. La medicina tradicional china y el ayurveda de la India han utilizado el poder curativo de las plantas para combatir las enfermedades sin el perjuicio de los efectos secundarios, así como también con la ventaja de obtener múltiples beneficios para el organismo. A modo de ejemplo, la canela ayuda a disminuir la glucosa en sangre, y es también sumamente efectiva para aumentar las defensas del organismo.

Plantas beneficiosas para personas diabéticas

- **Té verde:** gracias a su sustancia denominada galato de epigalocatequina, esta hierba estimula la producción de insulina. Debido a que la presencia de los componentes beneficiosos no es demasiado alta, para que haga efecto, es preciso tomar entre uno y dos litros al día de té verde.
- **Ginseng:** conviene consumirlo en forma de extracto. Su efecto es el de elevar la sensibilidad a la insulina, con lo que el organismo la aprovecha de una forma más eficiente.
- **Hojas de guarumbo:** su efecto es similar al del fármaco metformina, el cual se utiliza para controlar la diabetes tipo 2 por su efecto de reducir la glucosa en sangre.

- **Jengibre:** esta raíz tiene efectos fabulosos para el sistema digestivo. A su vez, combate la diabetes tipo 2 al reducir la presencia de la glucosa en la sangre. La dosis recomendada es de media cucharadita en polvo en ayunas. También la infusión de jengibre natural resulta muy beneficiosa.
- **Fenogreco:** disminuye la presencia de glucosa en la sangre y estimula la producción de insulina.
- **Eucalipto:** una infusión de eucalipto hace que los niveles de glucosa en sangre bajen. La hoja de este árbol tiene la facultad de ayudar en el proceso de la glucogenogénesis, el cual implica el almacenamiento de la glucosa por parte del organismo para que esta no permanezca en la sangre y haga daño a los órganos y nervios, sino que sea liberada de acuerdo a la demanda del organismo.
- **Hojas de arándanos:** están dotadas de un componente denominado mirtilina, la cual tiene la misma función que la insulina: hacer que la célula absorba la glucosa.
- **Berberina:** esta planta cumple con las cuatro funciones que ayudan a controlar la diabetes. En primer lugar, hace que el hígado produzca menos glucosa; también logra mejorar la sensibilidad a la insulina y, por ende, estimula la absorción de la glucosa y, por último, reduce los niveles de azúcar en la sangre.
- **Canela:** ayuda a metabolizar la glucosa y nos ayuda a producir insulina. Debe consumirse en cantidades muy moderadas, ya que es muy fuerte. Resulta un excelente condimento para postres e infusiones.

- **Curry negro:** esta es una poderosa hierba con propiedades capaces de proteger al sistema cardiovascular y al hígado. Lo sorprendente es que al consumirlo en tan solo pequeñas cantidades en las comidas, el nivel de azúcar en sangre se puede ver reducido a la mitad.
- **Cúrcuma:** además de ser deliciosa y de proteger las articulaciones y el corazón, la curcumina presente en esta especia la convierte en una potente arma contra la presencia de la glucosa en la sangre. Se recomienda una pizca al día, ya sea en comidas o como complemento de otras infusiones.
- **Wereke:** la parte aprovechable es la raíz de esta planta. Su efecto es el de reducir los niveles de azúcar en la sangre.
- **Gymnema silvestre:** el ácido gimnémico que la compone estimula la producción de insulina por parte del páncreas.
- **Piel de uva:** la procianidina presente en ella hace que el cuerpo metabolice la glucosa de forma correcta. Aparte de ello, estimula el páncreas.

Capítulo 11

Productos para diabéticos avalados

Las góndolas del supermercado no tienen por qué ser un lugar prohibido para las personas diabéticas. Las asociaciones y federaciones para diabéticos situadas en los diferentes países, han avalado el consumo de ciertos productos. A continuación, encontrarás una recopilación de ellos:

Splenda: es un endulzante que permite reducir los carbohidratos provenientes del azúcar, ya que está elaborado con sucralosa. Viene en diversas presentaciones, las cuales se adaptan al uso que se les quiera dar: el cual puede variar desde endulzar una bebida hasta preparar un postre. Hay una opción 100% natural llamada Splenda Naturals Stevia.

Aceite oleico: es 100% natural y fabricado a base de semillas de cártamo. Resulta ideal para complementar las comidas sin riesgos de salud.

Gelatinas D'Gari: la versión para diabéticos es la **light**. Existe también una línea de flanes para diabéticos de esta misma marca.

Dulce Vida: son paletas dulces de los sabores más variados. Puedes encontrar versiones cremosas o de agua. Entre sus sabores se destacan el de miel-limón, sandía con chile, cereza, mandarina y mango con piña.

Stevia: su porción solo cuenta con 3,7 calorías. Utiliza a los glucósidos de esteviol para endulzar sin aumentar la glucosa en sangre.

Salmas: son perfectas para una merienda saludable, ya que son tostadas de maíz al horno sin grasa ni colesterol.

Mermeladas McCormick: la etiqueta debe decir **sin azúcar**. Se presenta en los sabores de fresa y frutos rojos. Es una excelente opción, tanto por sus beneficios para la salud como por su sabor y consistencia. Tiene trozos de fruta para mantener el formato tradicional.

Las Sevillanas: son obleas, paletas y glorias endulzadas con isomalt, un polialcohol que no incide en los niveles de azúcar en la sangre.

Don'tWorry: son merengues libres de azúcar y de grasa. Como su nombre lo dice: no hay de qué preocuparse. La presentación en forma de sándwich es práctica y fácil de llevar a todas partes.

Chocolate Larín: el chocolate tiene múltiples beneficios para la salud cuando se lo consume de forma moderada. Es por ello que Nestlé lanzó su Larín **sin azúcar** para que las personas diabéticas no se vean alejadas de lo bueno y lo delicioso.

Carlos V: nuevamente Nestlé propone una versión **sin azúcar** de un clásico. Este chocolate está endulzado con isomalt, un ingrediente que proviene de la remolacha.

Pan Bimbo: las versiones para diabéticos son las **cero**. Podemos encontrarlo natural o tostado y tiene 0% de azúcar o agregados de grasa.

Gelatina Prema: tenemos que recurrir a la versión **sugar free** y las opciones que encontraremos son dos: para agua y para leche.

Chanty Wip de Chantilly: la versión **sin azúcar** de este clásico permite disfrutar de un complemento insustituible para los postres como lo es la crema batida. Es importante destacar que no tiene azúcar, lo cual no quiere decir que no contenga grasas ni colesterol. Por lo tanto, su consumo debe ser moderado y espaciado. La ventaja es que mantiene el sabor original del producto.

Vitalínea de Danone: es una línea de yogures estilo griego. Debemos buscar su versión **sin azúcar**, la cual ofrece yogures sólidos y bebibles.

Capítulo 12

Terapias alternativas en el manejo de la diabetes

Además de seguir un tratamiento con nuestro médico de cabecera, tenemos la opción de recurrir a terapias alternativas en la prevención y control de la diabetes. Al atacar la diabetes, dichas terapias también controlan y previenen las consecuencias y enfermedades asociadas con la diabetes.

Terapias Alternativas

Tratamiento en base a plantas medicinales: como vimos en capítulos anteriores, el consumo de ciertas, hierbas, raíces y especias, puede resultar de suma ayuda en el control de la diabetes. Esta es una forma sencilla y casera de hacerle frente a esta enfermedad, ya que prácticamente no tiene contraindicaciones ni se contrapone con los tratamientos de medicina tradicional.

Homeopatía: basándose en el principio de similitud, los medicamentos homeopáticos actúan curando los síntomas de cierta enfermedad en las personas. Esta terapia alternativa usa sustancias que disuelve en agua o alcohol. La particularidad del método es que afirma poder provocar síntomas en personas sanas, por lo que asegura ser capaz de eliminarlos en quienes verdaderamente padecen la enfermedad.

Ozonoterapia: además de beneficiar en lo referente a controlar la diabetes, el uso del ozono aporta múltiples ventajas al sistema celular, ya que mejora su función. Consiste en aplicar ozono al paciente por medio de aceites, cremas, campana de vidrio, bolsa plástica o incluso inyecciones. Al potenciar el óptimo funcionamiento de las células, las ayuda a absorber la glucosa presente en la sangre. Está contraindicada en casos de pacientes que hayan padecido infartos, que sean alérgicos al ozono y en mujeres embarazadas.

Acupuntura: ayuda a paliar con los síntomas de la diabetes y a mejorar la función metabólica para que la enfermedad no avance e incluso para que retroceda. La acupuntura es parte de la medicina tradicional de China y de Japón. Consiste en introducir pequeñas y muy finas agujas a nivel subcutáneo en zonas estratégicas del cuerpo que activan la curación de ciertas enfermedades.

Flores de Bach: esta terapia se basa en buscar las causas emocionales y psicológicas de las enfermedades. Afirma que quienes padecen diabetes sufren de una profunda amargura y que viven con el pensamiento de lo que podría haber sido, pero que la vida les arrebató. Por lo tanto, ofrece curas que regulan las emociones de la persona para que estas dejen de incidir de forma negativa en el páncreas. Las preparaciones que recomienda para la diabetes son: CherryPlum, Holly, Crab Apple, Mustard, Honeysuckle y Star of Bethlehem.

Todas estas terapias pueden ser utilizadas para combatir, además de la diabetes, las enfermedades que han aparecido a causa de esta. En cada caso, se debe consultar con el terapeuta para que adapte el tratamiento o lo complemente de la forma más adecuada.

Grupos de autoayuda para personas con diabetes

Es común que ocurra que una persona que padece una enfermedad se sienta sola en el mundo. Por ello es que los grupos de autoayuda son tan importantes para obtener el apoyo emocional que se necesita. El simple hecho de encontrarse con personas que sufren lo mismo que uno, y poder conversar con ellas, es una terapia en sí misma.

Los grupos de autoayuda pueden ser presenciales y, gracias a la tecnología, también los podemos encontrar de forma virtual.
Cada país cuenta con sus grupos de apoyo. Lo importante es determinar el momento justo para contactarlo y comenzar a asistir. Por supuesto que cada paciente es un mundo y lo mejor es que tome esta decisión apoyado por su familia y grupo de amistades. No obstante, en términos generales, la recomendación es esperar un período de ventana entre que nos diagnostican la enfermedad y el momento de acudir a un grupo de ayuda. El primer paso es asimilar que tendremos que comenzar a convivir con la enfermedad. Una vez esa información se asienta en nuestra mente, es momento de conectarse con un grupo de ayuda que nos haga sentir acompañados en esta nueva etapa de nuestra vida, la cual requerirá de cambios sustanciales en los hábitos de vida a los que estábamos acostumbrados.

Las mejores webs que apoyan al paciente con diabetes, tano con consejos como con artículos de actualidad, son:

- Federación de diabéticos españoles (FEDE)
- Canal diabetes
- Centro para la innovación de la diabetes infantil (CIDI)
- Familias con diabetes
- Personas que conviven con diabetes

Educación terapéutica en diabetes

Conocida por su sigla ETD, la educación terapéutica en diabetes forma parte del cuidado del paciente. Lo que pretende es concientizar a la persona acerca de la importancia de cuidarse a sí misma. Por ello es que también involucra a la familia en la dinámica de prácticas dirigidas a alcanzar el autocontrol para lograr el cambio de hábitos y de conducta. La idea es inculcar en el paciente y en su familia actitudes que moldeen el estilo de vida para que este sea amigable con la enfermedad.

Tema II

Obesidad

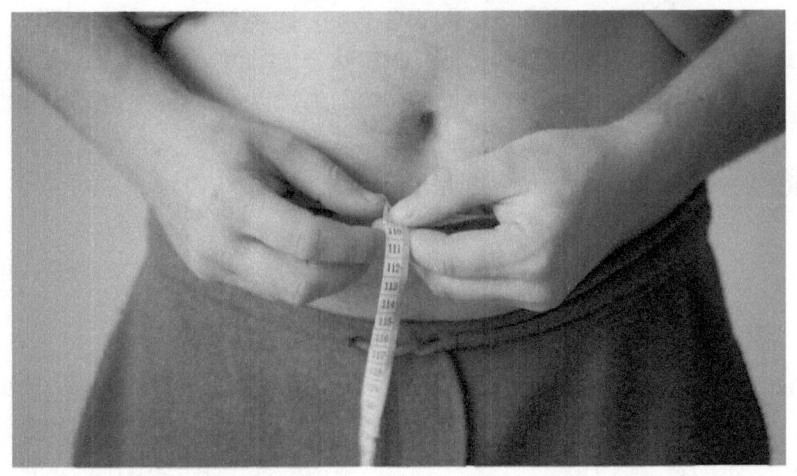

Capítulo 1

Concepto

La obesidad es una enfermedad de tipo crónico que en la mayoría de los casos puede prevenirse y eliminarse. Es la acumulación en exceso de los tejidos adiposos la que marca su presencia. Si bien el tejido adiposo cumple un papel fundamental en la salud, ya que es allí donde se almacena la energía, cuando este crece de forma excesiva, no solo perjudica nuestra estética, sino que también compromete nuestra salud, ya que la obesidad ocupa el quinto lugar entre las enfermedades que implican riesgo de muerte a nivel mundial. La obesidad se puede clasificar de acuerdo con el índice de masa corporal.

Tipos de obesidad según IMC

El índice de masa corporal (IMC) es un indicador que determina el tipo de obesidad que se padece. Obtenemos el IMC hallando el cociente entre el peso de la persona y su altura elevada al cuadrado.

Por ejemplo, si tomamos en cuenta a una persona que mide 1,75 metros y pesa 80 kilos, la cuenta que debemos hacer es:

$$80 \text{ kg} \div (1,70)^2 \text{m} = 28 \text{ IMC kg/m}$$

De acuerdo al IMC, los tipos de obesidad son los siguientes:

IMC

- **Normopeso:** 18,5 – 24,9
  - **Sobrepeso:** 25 - 29
  - **Grado 1:** 30 - 34
  - **Grado 2:** 35 – 39,9
  - **Grado 3:** 40 – 49,9
  - **Grado 4:** más de 50

Es a partir del grado 1 inclusive que se considera obesidad y es aquí donde el problema se torna peligroso.

Obesidad androide vs ginecoide

Otra forma de dividir la obesidad es de acuerdo a la distribución de la grasa o del tejido adiposo. En este caso, destacamos la obesidad androide y la ginecoide.

Obesidad androide: dado que la grasa se acumula en la zona abdominal, en el tórax y en el rostro, le otorga a la persona un aspecto de manzana. Este es el tipo de obesidad que puede indicar diabetes y tiende a generar enfermedades cardiovasculares.

Obesidad ginecoide: la grasa se acumula de forma excesiva en los muslos y en las caderas. Las mujeres son las más propensas a desarrollarla y suele derivar en várices o en artrosis de rodilla.

Capítulo 2

Causas más frecuentes

La obesidad puede deberse a una serie de causas que varían desde la genética hasta las enfermedades. En términos generales, las causas más comunes de esta enfermedad son:

Herencia: los genes predisponen a la obesidad, pero no son determinantes. Si uno de los padres es obeso, la persona cuenta con el 50% de probabilidades de serlo, mientras que si los dos lo son, estas aumentan al 80%. Como vemos, la posibilidad está y en un grado muy alto. Sin embargo, siempre se encuentra en nuestras manos la posibilidad de negarse a padecerla y hacer todo lo posible para evitar este camino. En los casos de genética, la obesidad se hace presente si llevamos una dieta rica en azúcares y grasas saturadas y si no practicamos ejercicio físico. El rol de los genes condiciona el nivel de apetito de la persona, la cantidad y tamaño de las células grasas, la distribución del tejido adiposo y el grado de quema de calorías. Es decir, el metabolismo está condicionado por la genética, pero el metabolismo no lo es todo en materia de obesidad. Solo indica que tendremos que realizar un esfuerzo mayor para mantenernos dentro de un peso saludable para nosotros.

Hábitos de vida: los hábitos alimenticios y de ejercicio son determinantes en el tema de la obesidad. Evitar esta enfermedad depende en gran medida de mantenernos activos y de comer alimentos que, lejos de generar tejido adiposo, actúen absorbiendo las grasas y eliminándolas del organismo.

Medicamentos: dentro de los efectos secundarios de los medicamentos, nos encontramos con que algunos de ellos generan obesidad. Las causas por las que ciertos fármacos nos hacen engordar es porque algunos alteran el metabolismo, otros incrementan el apetito, otros simplemente hacen crecer más grasa en el cuerpo y otros producen retención de líquidos. Los que nos hacen engordar son los antidepresivos, los betabloqueantes (combaten la hipertensión y los problemas cardíacos), los esteroides y los antipsicóticos.

Causas endócrinas: el tejido adiposo depende en gran medida de la secreción hormonal, por lo que ciertos trastornos del sistema endócrino generan obesidad. Entre los más comunes están la hiperinsulinemia (más insulina en sangre de la adecuada) y el aumento en la secreción de leptina (la hormona de la saciedad).

Otras causas endócrinas que generan obesidad y que merecen una mención aparte son:

Resistencia a la insulina: es la incapacidad de la insulina presente en la sangre para cumplir con su función de mantener el azúcar en sangre dentro de ciertos niveles.

Ovarios poliquísticos: hasta un 60% de las mujeres que padecen del síndrome de ovarios poliquísticos (SOP) sufren de obesidad. Este síndrome impide la liberación del óvulo maduro hacia las trompas de Falopio, por lo que se acumulan en los ovarios generando un sinfín de trastornos.

Hipotiroidismo: ocurre cuando la tiroides no segrega las cantidades suficientes de T4 y T3, hormonas encargadas de diversas funciones en el organismo, entre las cuales se encuentra la metabolización del alimento para que se produzca una correcta quema de grasas.

Cushing: el síndrome de Cushing ocurre cuando el organismo produce demasiado cortisol, la hormona del estrés, durante períodos muy prolongados. Puede ocurrir porque la persona sufre de estrés emocional o psicológico, así como también debido a la toma de medicamentos con corticoesteroides.

Hipogonadismo: es cuando los hombres no producen suficiente testosterona. Esta deficiencia puede tener lugar en la etapa fetal, antes del inicio de la pubertad o en la etapa adulta.

Gigantismo: debido a la presencia excesiva de la hormona del crecimiento (GH), el cuerpo crece de forma desmedida.

Acromegalia: es cuando se segrega la hormona del crecimiento (GH) en cantidades excesivas. La forma más común de manifestación que tiene esta enfermedad es el crecimiento exagerado de las manos y los pies. La diferencia con el gigantismo es que en la acromegalia los huesos largos no pueden crecer más por un defecto en los tejidos que los forman.

Capítulo 3

Síntomas más comunes

En algunos casos, debido a la conformación del cuerpo, puede resultar difícil darnos cuenta si hemos sobrepasado el límite del sobrepeso y estamos del lado de la obesidad. Si no hemos hecho el cálculo de nuestro índice de masa corporal y estamos experimentando al menos dos de estos síntomas de forma constante, es un buen momento para hacerlo.

Aumento de peso: es el primer síntoma. Resulta el indicador de que la obesidad está en camino. Lo notamos en cómo nos queda la ropa y, por supuesto, a través de la balanza.

Acantosis nigricans: es el engrosamiento y oscurecimiento de la piel en las zonas de articulaciones o de pliegues, tales como codos, rodillas, cuello, nudillos y axilas.

Estrías: al producirse un estiramiento abrupto en la piel, sobre esta se generan pequeños surcos que pueden ser más claros o más oscuros que la tonalidad de la piel. Su aspecto puede resultar angustiante para la persona, pero no son perjudiciales ni dolorosas.

Trastornos menstruales: la amenorrea es el más común por esta causa, el cual consiste en la ausencia de ciclos menstruales por períodos prolongados.

Dolor de rodilla: debido al peso, la articulación de la rodilla sufre y con el tiempo comienza a molestar y a doler.

Otros síntomas de la obesidad

- Sudoración excesiva
- Problemas para dormir
- Propensión a las infecciones
- Dolor de espalda y de articulaciones
- Depresión
- Fatiga
- Intolerancia al calor
- Falta de aire

Capítulo 4

Afecciones asociadas

El cuerpo humano es una gran red interconectada. Si sucede algo en una parte de él, varias otras se ven afectadas. En el caso de la obesidad, esta puede traer consigo las enfermedades y consecuencias que se detallan a continuación:

Hipertensión: las causas por las que la obesidad genera presión arterial alta radican en que aumenta la retención de sodio en el organismo, lo que lleva a la retención de líquidos. Por otra parte, el corazón debe esforzarse más para bombear la misma cantidad de sangre.

Colon irritable: es un trastorno digestivo cuyos síntomas son pasar del estreñimiento a la diarrea sin causa aparente. A su vez, el abdomen se hincha y se distiende, generando un dolor persistente.

Reflujo Gastroesofágico: se produce porque el esfínter esofágico pierde fuerza debido a la presión dentro del abdomen.

Insuficiencia renal: al aumentar la masa corporal, se incrementa al riesgo de enfermedad renal crónica. El organismo realiza una filtración más intensa para compensar la demanda metabólica, por lo que con el tiempo esto puede desembocar en enfermedad renal.

Litiasis renal y vesicular: el mayor índice de masa corporal en las personas lleva a desarrollar litiasis renal. Casi el 60% de las personas que presentan cálculos renales o vesicales son obesas.

Enfermedades coronarias: el aumento de peso a niveles más alto de lo normal disminuye la fibrinólisis, con lo que aumenta el riesgo de sufrir trombosis, un factor asociado con las enfermedades del corazón.

Diabetes: la obesidad genera resistencia a la insulina, condición física que deriva en diabetes porque el cuerpo no puede utilizar la insulina, lo que hace que el azúcar permanezca en la sangre sin poder ser absorbida.

Colesterol alto: la presencia de un alto índice de colesterol malo en la sangre es un riesgo que se corre por el sedentarismo. No es la obesidad en sí misma la que lo genera, sino la falta de ejercicio físico debido al esfuerzo que implica cuando se padece de obesidad.

A su vez, la obesidad incrementa las posibilidades de padecer cáncer en un 50% y también puede generar enfermedades de índole psicológica, tales como la depresión y la ansiedad.

Capítulo 5

Consecuencias

Esteatosis hepática: la esteatosis hepática, o hígado graso, es una enfermedad que lleva al hígado a acumular grasa. Una de sus causas principales es la ingesta excesiva de alcohol. Sin embargo, es posible que también ocurra por la mala alimentación que también lleva a la obesidad. Se previene y se controla mediante el consumo de alimentos con ácidos grasos omega 3, tales como pueden ser los pescados azules. Es necesario mantener los niveles de colesterol bajo control, hacer ejercicio aeróbico y tener mucho cuidado con las dietas, ya que la pérdida de más de 4 kilos por mes podría agravar esta condición.

Síndrome metabólico: se produce por la acumulación del azúcar en la sangre, lo que impide perder peso. Se caracteriza por la acumulación de tejido adiposo alrededor de la cintura. Se previene y se controla mediante una dieta a base de frutas y verduras, de proteínas magras y de cereales integrales. Lo ideal es erradicar la sal agregada en las comidas y es fundamental no consumir grasas saturadas. El ejercicio aeróbico debe ser diario y de un mínimo de treinta minutos por día. No se debe fumar.

Hiperuricemia: es el exceso de ácido úrico en la sangre. Se previene y se controla mediante la reducción del consumo de carnes rojas e hígado, de la levadura de cerveza, del chocolate y de los enlatados. Es fundamental tomar un mínimo de dos litros de agua en la sangre, ya que las purinas responsables del ácido úrico son eliminadas en la orina.

Acrocordones: son pequeños tumores que se forman en lugares en donde la piel tiene pliegues y se produce fricción. Suelen confundirse con verrugas. La prevención de este problema consta justamente en bajar de peso, ya que es así como la piel se frotará menos. Pueden mitigarse y hasta desaparecer con vinagre de manzana, aceite de ricino o jugo de piña. Solo tenemos que elegir uno de estos tres componentes y aplicárnoslo tres veces al día hasta ver su desaparición o reducción al mínimo.

Osteoartrosis: al perderse el cartílago articular que protege las uniones entre los huesos, estos empiezan a hacer fricción entre sí y se desgastan, provocando dolores, deformación en las articulaciones y pérdida del rango de movimiento. Mantener un peso corporal adecuado es una de las mejores formas de prevenirla, así como también educarse con respecto a las posturas al caminar o en reposo. Cuando duele, aplicar una fuente de calor aliviará la molestia, mientras que si se inflama, conviene aplicar una bolsa de hielo.

Capítulo 6

Tratamientos

El tratamiento convencional para la obesidad se fundamenta en tres pasos iniciales que son los cambios dietéticos para reducir la ingesta calórica, el ejercicio físico aeróbico y anaeróbico de manera regular para aumentar el gasto energético, y los cambios conductuales para controlar las conductas alimentarias inadecuadas como las compulsivas.

Los medicamentos y las cirugías son parte del tratamiento contra la obesidad en un segundo plano de acción. Siempre deben ser prescritos por un médico especialista que evalúe las indicaciones y contraindicaciones del fármaco de acuerdo al paciente y a las comorbilidades que presente.

Medicamentos

Los medicamentos para el tratamiento de la obesidad están indicados en toda persona con IMC mayor a 30 kg/ m^2, es decir, con obesidad tipo I, o con sobrepeso (IMC > 27 kg/ m^2) que tengan comorbilidades asociadas a la obesidad (diabetes, hipertensión, dislipidemias, por ejemplo) y que no hayan respondido a las medidas iniciales de dieta, ejercicios y cambios en la conducta habiéndolas cumplido con exactitud. El mecanismo de acción por el cual actúan estos fármacos puede ser de dos tipos:

(1) Inhiben el apetito, es decir, son medicamentos anorexígenos;
ó
(2) Reducen la absorción de carbohidratos y grasas a través de la inhibición de las proteínas enzimáticas del intestino que ayudan a incorporar los alimentos al organismo (lipasas pancreáticas).

Cuando se comienzan a adoptar las medidas de dieta y ejercicio en la reducción del peso, el metabolismo interno del organismo se resiste a dicho cambio, haciendo una serie de adaptaciones fisiológicas que buscan frenar la disminución del peso, por ejemplo, el aumento del apetito. Por ello es que muchas veces el peso que se pierde se tiende a recuperar. En este punto actúan los fármacos, disminuyen la acción de estos mecanismos fisiológicos de nuestro cuerpo que se resisten a la pérdida de peso, para que así la dieta y el ejercicio sean efectivos y los cambios se mantengan a largo plazo.

Se dice que la terapia con fármacos ha sido efectiva si en un período de 12 semanas luego de su uso combinado con dieta y ejercicio, se ha conseguido perder el 5% del peso corporal. De no haberse alcanzado este objetivo debe revisarse la adhesión al tratamiento pues es posible que alguna etapa no se esté cumpliendo con exactitud.

Una pregunta que siempre se hace es: ¿es necesario tomar medicamentos? La respuesta depende mucho de la situación clínica de la persona. Los medicamentos no tienen ningún efecto directo en la pérdida de peso, lo único que hacen es ayudar a que se mantengan los cambios metabólicos que son generados con la dieta y el ejercicio, es decir, sin estas modificaciones en el estilo de vida los medicamentos no cumplen ninguna función, por ello la dieta y el ejercicio son los pilares del tratamiento de la obesidad. Algunos fármacos para el tratamiento de la obesidad son:

- **Derivados de las anfetaminas (Fentermina, Dietilpropión)**: tienen acción sobre el sistema nervioso central para la disminución del apetito. Se recomiendan por cortos periodos de tiempo generalmente 12 semanas.

- **Orlistat:** este es uno de los más usados. Bloquea la acción de la lipasa gastro-pancreática para impedir la absorción de grasas en el intestino. Puede usarse por períodos más prolongados, hasta de 1 año.
- **Topiramato:** es un fármaco para el tratamiento de las epilepsias que también actúa sobre la inhibición del apetito a nivel central. Puede usarse por tiempo prolongado.

- **Bupropión:** es un medicamento con función antidepresiva que también se usa para tratamiento de la adicción al tabaco y disminuye el apetito. Puede usarse por tiempo prolongado.

La elección del fármaco será hecha por el especialista tomando en cuenta al paciente y sus enfermedades asociadas. Los principales efectos adversos de estos medicamentos son náuseas, diarrea, constipación, sequedad bucal, palpitaciones, y presión arterial elevada, así como no pueden ser indicados en niños ni en mujeres embarazadas.

Cirugías

Existen cirugías destinadas a remover el exceso de tejido adiposo y a modificar el apetito para que ingiramos menos alimentos.

Bariátrica: la más común es el baipás gástrico. Consiste en una combinación de la cirugía restrictiva, destinada a reducir el tamaño del estómago mediante una banda elástica, y de la cirugía malabsortiva, cuya función es hacer que la comida llegue más rápido al intestino delgado para que sea absorbida con mayor velocidad, con lo que se acelera el metabolismo. Esta cirugía no solo elimina la obesidad, sino también los riesgos de desarrollar las enfermedades derivadas de ella.

La cirugía bariátrica se lleva a cabo cuando ningún tratamiento de dietas, ejercicio y medicación ha funcionado, por lo que se corre peligro de vida por complicaciones asociadas a la obesidad.

Los posibles efectos secundarios de la cirugía bariátrica son los vómitos, los cálculos biliares, la diarrea, el aumento de los gases, sudoración excesiva, deficiencias nutricionales y los mareos.

Estética: las más comunes son la abdominoplastia (en el abdomen), la mamoplastia (en las mamas), en los brazos y en los muslos. Estas cirugías no están recomendadas para tratar la obesidad, ya que sin los cambios adecuados en los hábitos de vida, el exceso de peso se recupera. La forma para que sea más efectiva es perder peso y hacer ejercicio al mismo tiempo, ya que esto impide que la flaccidez sea prácticamente irreversible. Lo que hacen estas cirugías es quitar el exceso de piel debido al estiramiento producido por la obesidad.

Lipoescultura: es un procedimiento que permite eliminar el exceso de grasa en zonas localizadas. Se recomienda hacerla después de haber conseguido un peso ideal, ya que es allí cuando se aprecia el tejido adiposo más renuente a irse. Se anestesia la zona a tratarse y se introduce una cánula para inyectar fluido tumescente, el cual desprende la grasa. Mediante la ayuda de otra cánula se aspira esa grasa. Lo más importante son las expectativas con las que lleguemos a la operación, ya que no prometen el cuerpo perfecto, sino la mejora de la silueta. Los efectos secundarios son principalmente transitorios, ya que tienen que ver con la hinchazón, el dolor, la decoloración y lo moretones en la piel. Dado que esta intervención no estira la piel de forma completa, está contraindicada para pacientes con un marcado sobrepeso o con la piel muy envejecida.

Capítulo 7

Actividad física

Posibilidades de movilidad y complicaciones

Una de las soluciones para el sobrepeso es el ejercicio. Sin embargo, las posibilidades de movilidad representan un problema cuando se padece esta enfermedad. Por lo tanto, tenemos que tener en cuenta que los rangos de movimiento y los ejercicios no son los mismos para personas con peso normal.

El objetivo a tener siempre en mente es el de reducir el índice de masa corporal para bajar el peso. Sin embargo, los ejercicios deben estar pensados para personas con movilidad limitada.

La espalda es un punto débil para las personas obesas, por lo que será necesario mejorar la tonicidad muscular en la zona y contrarrestar trabajando la parte abdominal, incluyendo los oblicuos. Si bien el ejercicio aeróbico es imprescindible, debe ser complementado con rutinas de resistencia, elasticidad y flexibilidad.

Complicaciones y enfermedades

Las complicaciones asociadas al ejercicio durante la obesidad están relacionadas con las lesiones musculares, articulares y con el sistema cardiovascular.

No debemos forzar nuestro corazón al máximo, ya que esto podría ser peligroso. Por eso es que debemos hacer ejercicio de forma moderada y constante. Cuando agreguemos peso a nuestras rutinas de resistencia, hay que hacerlo de forma muy paulatina y moderada. Por último, el calentamiento y estiramiento son imprescindibles para evitar lesiones.

Rutinas aeróbicas

Cualquiera de estos ejercicios aeróbicos debe ser hecho todos los días por un lapso mínimo de veinticinco minutos ininterrumpidos.

- Cinta caminadora
- Marcha simulando una caminata en el piso, pero elevando las rodillas todo lo que se pueda
- Subir la rodilla hacia el codo contrario. Se repiten diez veces para cada lado y se hacen veinte alternados.
- Clase de aeróbica moderada con coreografía
- Extender los brazos en cruz y subir la rodilla derecha al codo derecho y la izquierda al izquierdo.

Rutinas de resistencia

Se realizan después de una entrada en calor articular y cardiovascular de un mínimo de cinco minutos

- **Sentadillas con rotación de hombros:** se trata de poner los pies un poco más separados que el ancho de los hombros y movernos hacia atrás como si quisiéramos sentarnos. Al volver, llevamos los brazos flexionados a la altura del pecho y rotamos el tronco hacia un lado. En la próxima sentadilla lo giramos hacia el otro. Repetimos treinta veces.

- **Remo:** con los pies ligeramente separados, llevamos el torso a 45° con respecto al piso, extendemos los brazos hacia adelante, cada uno con una mancuerna de 3 kilos, colocamos las palmas hacia arriba y llevamos los codos hacia atrás y devolvemos los brazos extendidos hacia adelante. Hacemos tres series de veinte repeticiones.

- **Plancha lateral:** nos recostamos contra una mesa firme apoyando el antebrazo y sosteniendo el cuerpo en línea recta, pero inclinado hacia la mesa.

Rutinas de elasticidad

Después de los ejercicios de resistencia, llega el momento de practicar la elasticidad.

- **Expansión de pecho:** acuéstate boca abajo, coloca las manos a la altura de los hombros, estira los brazos y lleva el cuerpo hacia atrás. La cabeza debe quedar erguida, no hacia atrás. Mantenlo veinte segundos, vuelve al piso y repite dos veces más.

- **Elasticidad en las piernas:** acuéstate boca arriba, trae una rodilla al pecho y extiende la pierna hacia arriba. Déjala a 90° del suelo y con la rodilla bien estirada. Repite con la otra pierna. Se deben hacer 20 segundos de cada ejercicio y repetir tres veces con cada pierna.

Rutinas de flexibilidad

Al finalizar los ejercicios de resistencia, hacemos los de flexibilidad.

- Separamos un poco los pies y damos un paso adelante con uno de ellos. Subimos el brazo de la pierna que está atrás y giramos el tronco hacia el lado de la pierna que está adelante. Esperamos veinte segundos, deshacemos y vamos hacia el otro lado.

- Separamos los pies un poco más que el ancho de los hombros e inclinamos el tronco hacia un lado. Nos ayudamos llevando el brazo hacia el lado que nos inclinamos y el otro hacia adelante. Una variante es hacer esto mismo sentados en el piso y con las piernas separadas.

Capítulo 8

Medidas dietéticas

Dieta hipocalórica

Una dieta hipocalórica consiste en disminuir las cantidades de calorías que consumimos. Si bien en un principio parece ser la solución más lógica y matemática para la obesidad: menos calorías = menor índice de masa corporal, los factores que entran en juego la convierten en una potencial enemiga de la obesidad.

Al consumir menos calorías, sentimos más frío y el sistema circulatorio se resiente. Por otro lado, la digestión gasta menos calorías, así que asimilamos más la comida que comemos.

Por último, se reduce la actividad física de forma instintiva. Al no haber reservas energéticas, el cerebro emite la orden de cesar el movimiento para que el cuerpo no termine de perder las pocas reservas que tiene.

Como si esto fuera poco, para que una diete hipocalórica no perjudique al organismo, es necesario complementarla con el aumento de proteínas y de lípidos, siendo estos últimos más perjudiciales que las calorías en sí mismas.

La solución sigue estando en una dieta balanceada y en el ejercicio diario.

Dietas de moda

Las dietas de moda están pensadas para ser seguidas por un período corto de tiempo: entre una semana y un mes. El objetivo es bajar drásticamente de peso. Sin embargo, debido a las carencias de nutrientes que presentan, se hacen inviables a largo plazo. Por lo tanto, es imposible no generar el efecto rebote después de ellas.

Se basan en uno o pocos ingredientes cuyas propiedades adelgazantes han sido recientemente descubiertas. El único caso en el que las recomendamos es cuando ya tenemos una dieta fija que seguiremos después de ella y siempre y cuando la dieta inicie con ejercicio físico y este se prolongue de forma indefinida después de la dieta.

No es de extrañar que estas dietas logren hacerte perder 15 kilos en un mes, de los cuales puedes recuperar incluso más, por ejemplo 17 kilos, al volver a tu rutina. Otro factor es que producen un fuerte mal humor e irritabilidad por todo aquello que nos vemos privado de comer, como por ejemplo, un chocolate.

Dietas según índice glucémico

Las dietas según el índice glucémico son aquellas en las que basamos la alimentación en los alimentos según su influencia en los niveles de azúcar en la sangre. Se le asigna un número a los alimentos que tienen carbohidratos, el cual dependerá de cuánto sea capaz de aumentar el azúcar en la sangre.

En definitiva, es una dieta que cuenta los carbohidratos y las calorías para no pasarse del límite ideal y así mantener el azúcar en sangre controlada.

Los objetivos que puedes alcanzar mediante este conteo es tener una alimentación saludable, bajar de peso y prevenir la diabetes.

El índice glucémico se divide en tres categorías:

- Índice glucémico bajo: 1 a 55
- Índice glucémico medio: 56 a 69
- Índice glucémico alto: 70 en adelante

En cuanto a los alimentos, estos se dividen en:

- Carga glucémica baja: 1 a 10
- Carga glucémica media: 11 a 19
- Carga glucémica alta: 20 en adelante

Ejemplos de alimentos de acuerdo a la carga glucémica:

Alimentos de carga glucémica baja: vegetales de hojas verdes, zanahorias crudas, frijoles rojos, garbanzos y lentejas.
Alimentos de carga glucémica media: plátanos, piña, ciruelas pasas y pasas de uva, avena, maíz dulce y pan de centeno.

Alimentos de carga glucémica alta: papas y pan blanco.

Alimentos recomendados

- Cereales
- Arroz integral
- Papas
- Frutas
- Verduras y hortalizas
- Agua
- Caldo magro
- Infusiones
- Jugos naturales
- Legumbres
- Aceite de oliva y altoleico

Preparaciones más recomendadas

- Al horno
- Al vapor
- Hervida
- Endulzadas con edulcorantes naturales
- Salteados con aceite altoleico
- Magras
- A la plancha

En términos generales, se recomiendan todas las preparaciones que no sean fritas, sofritas o cuyos ingredientes no hayan sido previamente desgrasados si así lo requerían por su composición.

Ejemplos de menús

Desayuno

- 1 Unidad de fruta
- 1 Taza de cereal
- 100 Gramos de queso magro

Almuerzo

- 1 Porción de arroz integral con vegetales
- 1 Taza de caldo magro
- 1 Unidad de fruta o un lácteo sin azúcar agregado para el postre

Merienda

- 2 Tostadas de pan multicereal con mermelada sin azúcar
- 1 Taza de café con leche sin azúcar

Cena

- 3 Buñuelos de brócoli al horno
- 1 Porción de ensalada de remolacha y zanahoria cruda aderezada con aceite de oliva y vinagre

- 1 Unidad de fruta

Para las colaciones se recomiendan las frutas, las galletas de arroz, queso magro y las barritas de cereales sin azúcar. Una unidad de una de ellas o dos en el caso de las galletas de arroz. En el caso del queso, 100 gramos.

Recetas culinarias atractivas y sanas

Atún fresco con champiñones y pimientos

- 2 Filetes de atún fresco
- 1 Cebolla
- ¼ de pimiento de cada color
- 10 Champiñones
- Aceite altoleico

Rehoga los vegetales cortados en juliana y los champiñones en el aceite. Cuando estén prontos, agrega los filetes de atún y cocina de ambos lados hasta que estén listos. Puedes condimentar con especias a tu gusto.

Hamburguesas de lentejas a la napolitana

- 2 Tazas de lentejas cocidas
- 1/1 Taza de harina de centeno
- 2 Fetas de queso magro
- 2 Rodajas de tomate pelado

Haz un puré con las lentejas bien escurridas y condiméntalas a gusto. Agrégales el harina de centeno, une hasta logra una pasta homogénea. Lleva al refrigerador por dos horas. Sácala y forma dos hamburguesas. Tuéstalas en la plancha antiadherente sin aceite. Al final, agrégales una feta de queso a cada una y la rodaja de tomate.

Cómo evitar los rebotes

El rebote parece ser el efecto obligado de una dieta inapropiada. Por lo tanto, evitarlo es cuestión de no sumarse a ninguna dieta de moda o de esas que promete, y cumplen, bajar más de 10 kilos en una semana.

Lo que debe hacerse es cambiar los hábitos de vida: comer de forma saludable, eliminar el azúcar, hacer ejercicio todos los días (lo ideal son dos horas, aunque con treinta minutos alcanza) y beber un mínimo de dos litros de agua al día. Estos hábitos nos permitirán bajar de peso de forma paulatina y mantenernos en él.

Capítulo 9

Vitaminas y minerales

Vitaminas y minerales que no pueden faltar en una dieta antiobesidad

Parte del responsable de la obesidad es nuestro metabolismo. No se trata solo de lo que comemos, sino de lo que nuestro cuerpo hace con lo que ingresa a él. Un metabolismo lento hace que la más mínima ingesta de comida sea asimilada y almacenada como reserva energética.

Evitar esto está en nuestras manos, ya que hay una lista de vitaminas y minerales que contribuyen al correcto funcionamiento del metabolismo, por lo que lo acelerará al ritmo correcto para mantener el sobrepeso fuera de nuestra vida.

Vitaminas

- Vitamina A
- Vitamina C
- Vitamina D
- Vitamina E

Minerales

- Calcio
- Magnesio

Alimentos ricos en vitamina A

- Leche
- Mantequilla
- Queso cheddar
- Brócoli
- Boniato
- Zanahoria
- Coles
- Espinacas
- Mango
- Damasco
- Melón
- Pollo
- Pavo
- Ternera
- Pescado

Alimentos ricos en vitamina C

- Naranjas
- Mandarinas
- Pomelos

- Limones
- Uvas
- Kiwi
- Perejil
- Pimientos rojos
- Brócoli
- Fresas
- Caqui
- Albahaca
- Papaya

Alimentos ricos en vitamina D

Es importante que tomemos en cuenta que el 30% de la vitamina D que el cuerpo necesita proviene de los alimentos, mientras que el 70% restante depende de la exposición al sol. Con exponer parte de una pierna o de un brazo una vez a la semana en horarios poco peligrosos, es suficiente para obtenerla.

- Sardinas
- Atún
- Salmón
- Aceite de pescado
- Leche
- Queso
- Yogur
- Crema de leche
- Mantequilla

- Germen de trigo
- Champiñones
- Palta

Alimentos ricos en vitamina E

- Legumbres
- Yema de huevo
- Aceite de oliva
- Aceite de girasol
- Cereales integrales
- Palta
- Papaya
- Leche
- Mantequilla
- Frutos secos
- Semillas de chía
- Semillas de girasol
- Vegetales de hojas verdes
- Pescados azules

Alimentos ricos en calcio

- Queso
- Yogur
- Leche
- Mantequilla
- Espárragos
- Espinacas

- Brócoli
- Acelga
- Repollo
- Berza
- Sardinas
- Salmón
- Mariscos

Alimentos ricos en magnesio

- Vegetales de hoja verde
- Frutos secos
- Cerezas
- Plátanos
- Legumbres
- Cacao
- Cereales integrales
- Pescado

Capítulo 10

Plantas medicinales

Plantas medicinales beneficiosas

Las plantas indicadas para combatir la obesidad son aquellas que queman las grasas existentes, fomentan un mayor gasto de calorías, evitan que la glucosa se convierta en grasa y nos quitan la sensación de hambre.

Quemadores de grasa

- Té verde
- Yerba mate
- Guaraná
- Café verde
- Hinojo
- Diente de león
- Achicoria
- Rábano negro

Reductoras de apetito

- Amapola de California

- Valeriana
- Plántago
- Glucomanano
- Espirulina

Reducen la absorción de los alimentos

- Garciniacambogia
- Cola de caballo
- Ortiga

Aumentan el consumo de calorías

- Abedul
- Cardo

Reducen la resistencia a la insulina

- Canela
- Gymnema silvestre
- Glucomanano
- Ginseng

Capítulo 11

Suplementos naturales

Empresas tales como Life, han dedicado su vida a la investigación en temas de salud. Para reflejarlo, crearon una serie de suplementos naturales destinados a contrarrestar determinados efectos nocivos que el cuerpo recibe. Todas ellas comparten una serie de ingredientes en común cuando se trata de eliminar la obesidad. Es muy importante que los conozcas, así puedes tomar la decisión si recurrir al suplemento o ir directamente a sus componentes activos.

Cafeína
Al aumentar el efecto cardíaco, acelera el metabolismo desde sus bases. Tiene un fuerte efecto oxidativo sobre las grasas. Por otra parte, aumenta la resistencia, algo muy beneficioso para personas en un programa de ejercicios progresivo.

Proteína whey
Su acción es la de aumentar la masa muscular, lo que de por sí genera la pérdida de la grasa, ya que el músculo se alimenta de ella. Al consumirla, probablemente aumentemos de peso, pero estamos cambiando la grasa por el músculo, lo cual es saludable.

Vitamina D
Ayuda en la absorción del calcio proveniente de los alimentos y, por ende, quema el exceso de grasas en el organismo.

Chitosán
Tiene la facultad de absorber y depurar las grasas que ingresan a nuestro cuerpo a través de los alimentos. Por lo tanto, reduce la masa corporal y disminuye la hinchazón abdominal.

Ácido hidroxicítrico
Está presente en la planta garcinia-cambogia y su efecto es el de absorber la grasa acumulada en el abdomen, en el hígado y debajo de la piel.

Formatos de los suplementos para perder peso

Diuréticos: activan la función renal y eliminan la retención de líquidos. El cuerpo pierde volumen gracias a la depuración de los líquidos allí almacenados.

Sustitutos de la comida: tienen los nutrientes necesarios para sustituir una de las cuatro comidas del día. Dado que están pensados para sustituir comidas ligeras, se recomiendan para consumirlos como merienda o cena.

Saciantes: están formados por fibras solubles e insolubles. Este componente duplica su tamaño al absorber el agua presente en el estómago y otorga la sensación de haber comido mucho más de lo que en realidad hemos consumido.

Laxantes: hay que tener mucho cuidado con esta clase de alternativa usada para adelgazar. El laxante tiene la única función de ayudar a eliminar los residuos, lo cual no quiere decir que adelgace, sino que deshincha. Si se lo toma con frecuencia aunque no se lo necesite, lo que se logra es que no le permita al intestino absorber los nutrientes, entonces termina enfermando al organismo. No deben utilizarse los laxantes para adelgazar.

Quemadores de grasa: su función es la de estimular el metabolismo de las grasas, lo cual quiere decir enviar una orden al organismo para que utilice los depósitos de este componente de forma más rápida. A veces ocurre que el organismo no reacciona y no utiliza esas reservas. Por ello es que los quemadores son altamente efectivos en estos casos.

Capítulo 12

Terapias alternativas

Existen alternativas cien por ciento naturales para controlar la obesidad. Se tratan de terapias que nada tienen que ver con el consumo de nutrientes que contrarresten el efecto de otros nutrientes. Las terapias más conocidas al respecto son:

Terapias conductuales

Se trata de inducir un estado de calma a través del control de la respiración, de la tensión-relajación-pesadez muscular mediante la concientización de cada músculo y del entrenamiento autógeno, el cual se trata de direccionar la energía a cada parte del cuerpo para lograr efectos de frío, calor, tibieza y presión, entre otros.

Control del estrés

Aromaterapia: esta terapia alternativa tiene muchos usos. Entre ellos está el del control del estrés. Mediante la mezcla de los aromas adecuados, se puede generar una relajación permanente para lograr la armonía cuerpo-mente-espíritu.

Risoterapia: es una técnica muy moderna y se basa en partir de la risa ensayada para generar la espontánea. Cree en el efecto contagioso de la risa y busca detonarlo a través de las múltiples risas de los participantes. Libera tensiones y lleva a la cura de enfermedades asociadas con la amargura y el estrés.

Respiración: consiste en hacer inspiraciones y exhalaciones controladas para bajar los niveles de estrés y tensión.

Musicoterapia: utilizando las notas indicadas para cada caso, la música obra como una gran terapeuta. Se logra disminuir la presión arterial, se regulan los niveles hormonales y se controla el ritmo cardiaco.

Masajes: mediante la correcta estimulación de las zonas estratégicas, se consigue el estado de relajación adecuado.

Terapias de relajación

- **Meditación:** mediante técnicas de atención enfocada, del silencio, de una correcta postura corporal y de la respiración controlada, se encauza el estrés para que salga del cuerpo.

- **Relajación progresiva:** se puede practicar en cualquier momento y en cualquier lugar. Hay que comenzar desde arriba o desde abajo y seguir en orden. Consiste en tensionar los músculos de una parte del cuerpo para inmediatamente después relajarlos.

- **Biorretroalimentación:** se colocan sensores en el cuerpo que ayudan a ver los diferentes ritmos y valores

corporales. Cuando están determinados, hay que cambiar el pensamiento para modificarlos a nuestro favor.
- **Taichí:** al trabajar el equilibrio y la concentración mediante movimientos lentos y controlados, aleja la tensión provocada por el estrés.
- **Yoga:** las posturas forzadas del yoga generan un control corporal y un cambio metabólico muy positivo. Entre sus efectos, está el de eliminar el estrés.

Control de la ansiedad

Se lleva a cabo con el suministro de **hierbas**, de **homeopatía** o de **flores de Bach**. Al tratarse de métodos naturales, tenemos que ser pacientes y darle tiempo al cuerpo para que empiece a recibir los estímulos del tratamiento y así poder eliminar la ansiedad.

Control de la depresión

Se ponen en juego una serie de factores externos e internos para que la depresión desaparezca. Entre ellos está el **consumo de alimentos antidepresivos**, como el huevo, los frutos secos y el chocolate; la **práctica de ejercicio y baile** de forma regular; el **hacer actividades que nos gusten** y el **incrementar la vida social**.

Control de la adicción a los carbohidratos

Los carbohidratos no deben ser eliminados de la dieta, ya que se necesitan como reserva de energía. Lo que debemos hacer es regular su consumo de la siguiente forma:

- **Reducir los carbohidratos azucarados**
- **Agregar a la dieta grasas poli insaturadas (nueces, mantequilla de maní, palta)**
- **Eliminar los carbohidratos almidonados de la cena**

Control de la compulsión

El control del comportamiento compulsivo en la alimentación tiene que incluir a los siguientes profesionales:

- **Psicólogos**
- **Psiquiatras**
- **Nutricionistas**
- **Médicos**

Imagen corporal

Cuando se sufre de una imagen corporal distorsionada, los tratamientos más efectivos para combatirla son:

- **Terapias cognitivas comportamentales**
- **Ingesta de fármacos que aumenten la serotonina**

Comedor hedonista

Se trata de la persona que busca deleitarse a través de la comida. No va únicamente detrás del alimento en sí mismo, sino de las sensaciones que este le provoca. Por otra parte, dado que el hedonismo se asocia con el bienestar, es una persona que come para obtener salud a través de los alimentos. De modo que elige los que son ricos y saludables al mismo tiempo.

Tema III

Enfermedades de la Glándula Tiroides

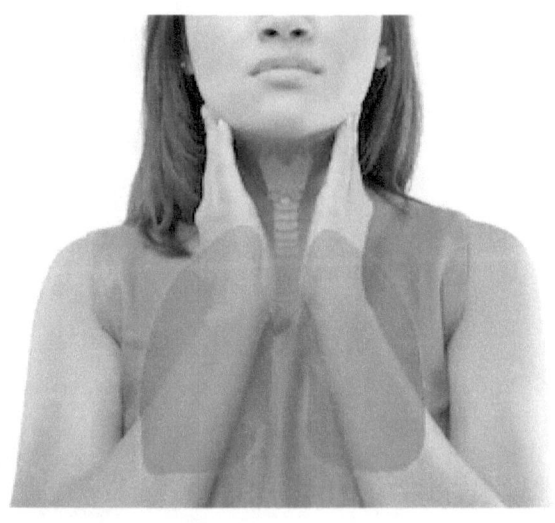

Capítulo 1

Concepto

En nuestro cuello reside una glándula con forma de mariposa llamada tiroides. Su función es producir hormonas para el correcto funcionamiento de sistemas y órganos corporales que forman parte de la dinámica del metabolismo.

Cuando la tiroides comienza a funcionar mal, impacta de diversas formas en nuestro organismo. Los síntomas pueden ser tan imperceptibles como volvernos más sensibles al frío, así como muy visibles, tal como ocurre en el caso de la obesidad o la delgadez extrema, ambas sin una explicación relacionada a la alimentación o al ejercicio físico.

A los efectos de determinar la existencia de una falla en la tiroides es necesario realizar ciertos exámenes, entre los cuales siempre está presente el de sangre para evaluar la presencia de la hormona T4, segregada por la tiroides. Sin embargo, si estos no son concluyentes para el médico tratante, se puede solicitar una biopsia.

Tipos de problemas de tiroides

Los tipos de problemas de tiroides abarcan hipotiroidismo, hipertiroidismo, tiroiditis de Hashimoto y bocios.

Hipotiroidismo: ocurre cuando la glándula tiroides no produce la cantidad necesaria de hormona tiroidea, por lo que el organismo siente su falta y su presencia para realizar las funciones pertinentes de cada sistema. Es más común en mujeres que en hombres y suele manifestarse después de los sesenta años de edad.

Hipertiroidismo: estamos ante la presencia de esta patología cuando la tiroides es demasiado activa y, por consiguiente, arroja al cuerpo un exceso de hormona tiroidea. Puede aparecer por un consumo en exceso de yodo, por la presencia de nódulos en la tiroides o simplemente por razones de género y de edad, ya que las mujeres son las más propensas a desarrollar este problema, así como las personas mayores de sesenta años de edad.

Tiroiditis de Hashimoto: también se conoce como tiroiditis linfocítica crónica y ocurre cuando el sistema inmunitario ataca a la tiroides.

Bocio: es el agrandamiento de la glándula tiroides, lo cual se manifiesta a través de la hinchazón de la zona del cuello que la alberga. Dado que la causa más común del bocio es la falta de yodo, la glándula se agranda en un intento de absorber todo el yodo posible proveniente de nuestra dieta. Sin la suficiente cantidad de yodo, la tiroides no puede producir suficiente hormona tiroidea.

Capítulo 2

Causas más frecuentes

Entre las causas más frecuentes de la aparición de los problemas de tiroides, encontramos las siguientes:

Autoinmune: enfermedades de índole autoinmune, tales como artritis reumatoide, enfermedad celíaca, diabetes tipo 1, enfermedad de Addison, vitíligo, anemia perniciosa, esclerosis múltiple o en casos de síndrome de Turner o Down, o enfermedad bipolar, pueden propiciar la aparición del híper o hipotiroidismo.

Déficit de yodo: una dieta baja en yodo puede provocar hipotiroidismo.

Pre-menopausia: los cambios hormonales que se generan en esta etapa pueden detonar problemas de tiroides.

Herencia: existen grandes probabilidades de padecer hipo o hipertiroidismo si nuestros padres lo han tenido, en especial si se debió a la enfermedad de Hashimoto o de Graves.

Nódulos hiperactivos: la existencia de nódulos produce un exceso de producción de T4.

Tiroiditis: es la inflamación de la glándula, lo cual se produce por embarazo, por causas autoinmunes o por razones que aún no se conocen.

Tabaquismo: los tiocianatos presentes en el tabaco pueden producir bocio.

Una forma de mantenerse alejado de los problemas de tiroides es mediante la elección de productos de limpieza y cosméticos ecológicos, ya que muchos de estos productos contienen sustancias que inciden en la producción hormonal de forma negativa. El estrés es otra causa de mal funcionamiento de la tiroides, por lo que deberíamos evitarlo en la medida de lo posible. Resulta evidente que a veces no es posible trabajar menos, pero sí podemos controlar la forma en la que nos afectan los problemas relacionados con este aspecto de nuestra vida.

Capítulo 3

Síntomas comunes

De acuerdo al tipo de afección a la tiroides de la que se padezca, se sufrirá de diferentes tipos de síntomas.

Hipotiroidismo

- Cansancio
- Somnolencia diurna
- Piel seca
- Aumento de peso
- Olvidos frecuentes
- Fatiga
- Sensibilidad al frío
- Debilidad muscular
- Ronquera
- Estreñimiento
- Ritmo cardíaco lento
- Hinchazón facial
- Hinchazón de la tiroides (bocio)
- Colesterol malo alto
- Dolores e inflamación articular
- Depresión

Hipertiroidismo

- Palpitaciones
- Nerviosismo, irritabilidad y ansiedad
- Temblores
- Pérdida de peso
- Pesadillas nocturnas
- Fatigas
- Aumento del apetito
- Sudoración excesiva
- Sensibilidad al calor y sensación de sofoque
- Caída del cabello

- Trastornos menstruales
- Diarrea
- Crecimiento mamario en hombres
- Vómitos y nauseas

Enfermedad de Hashimoto

- Sin síntomas
- Con síntomas de hipotiroidismo
- Con síntomas de hipertiroidismo
- Bocio pequeño
- Molestias en el cuello
- Aumento del tamaño de la lengua
- Uñas quebradizas
- Menorragia (sangrado excesivo en la menstruación)
- Caída del cabello

Bocio

- Sin Síntomas
- Bulto o molestias en el cuello
- Dificultad para tragar, respirar o hablar
- Tos
- Sensación de tirantez en la garganta

Capítulo 4

Afecciones asociadas

Cuando aparecen los problemas de tiroides, muchas otras afecciones pueden hacerse presentes. Entre ellas destacamos:

Colon irritable: el hipotiroidismo puede generar problemas intestinales, tales como la intolerancia al gluten o problemas asociados al colon irritable. Por lo tanto, ciertos alimentos, en especial los que contienen fibras, podrían generar molestias.
Depresión: en la actualidad, una de las primeras pruebas que un médico solicita ante la aparición de los síntomas de la depresión, es la del funcionamiento de la tiroides. Si la supuesta depresión se debiera a esta causa, ningún tratamiento antidepresivo funcionaría, ya que habría que atacar la causa original, es decir, el hipo o hipertiroidismo.
Fibromialgia: se trata de dolores intensos y persistentes en los músculos esqueléticos. Puede ser ocasionada por una amplia serie de factores, entre los cuales se encuentra el hipotiroidismo.
Hipertensión: el sistema endócrino, del cual es parte la tiroides, está relacionado con la aparición de la hipertensión secundaria, aquella que no se debe al consumo excesivo de sodio, a la falta de ejercicio o a la genética.
Artritis: el hipotiroidismo puede generar dolores relacionados con esta enfermedad, así como también la hinchazón de las articulaciones presentes en las manos y en los pies.

Capítulo 5

Consecuencias

La enfermedad en la tiroides no tratada, puede derivar en ciertas consecuencias de extrema gravedad. Por ello es muy importante un control periódico para tratar los problemas de tiroides que podrían provocar lo siguiente:

Infertilidad: las hormonas de la tiroides interactúan con las sexuales. Por lo tanto, juegan un rol muy importante en la maduración, liberación y fecundación de los óvulos. Un mal funcionamiento de la tiroides puede llevar desde la dificultad para concebir hasta los abortos espontáneos. Los hombres también experimentan problemas con su esperma, por lo que la infertilidad no es un problema exclusivamente femenino. La mejor forma de evitar y controlar este problema de forma natural es consumiendo alimentos ricos en yodo, entre los cuales se encuentra la leche de vaca, el queso, el pescado y los huevos.

Disfunciones sexuales: entre los trastornos físicos y psíquicos que afectan la sexualidad, encontramos a la disfunción eréctil, a la eyaculación precoz, a la falta de deseo, a la aversión al sexo, al dolor durante el acto sexual y a la incapacidad para tener orgasmos. Una de las mejores formas de prevenir y solucionar esto es a través de una fluida y efectiva comunicación con la pareja. Debido a que la tiroides puede ser una de las causas, se recomienda adaptar la dieta y el estilo de vida para que sean saludables. Algunos medicamentos, tales como los antidepresivos y antihipertensivos afectan esta área, de modo que las recomendaciones son buscar una alternativa natural a cada uno de ellos. La clave es eliminar la causa principal. Por ejemplo, si se padece de alta tensión arterial, lo primero es eliminar la sal de mesa y hacer treinta minutos de ejercicio aeróbico al día.

Demencia: cuando la química corporal derivada del sistema endócrino se ve alterada, una de las posibles consecuencias es la pérdida de las facultades y de la función mental. Es fundamental detectar este trastorno a tiempo, de lo contrario, el daño cerebral podría ser permanente. Tanto el alto como el bajo nivel de la hormona tiroides pueden derivar en este problema. Para revertir el hipotiroidismo se puede recurrir al té de diente de león o al de ginseng. En el caso del hipertiroidismo, se recomienda la ingesta del rábano, ya sea en ensaladas o en forma de jugo mezclado con limón.

Cardiopatías: mientras que el hipotiroidismo afecta directamente al aparato cardiovascular, el hipertiroidismo tiene una predisposición a causar fibrilación auricular, por lo que genera arritmia.

Cáncer de tiroides: el cáncer de tiroides se debe principalmente a la genética y a factores tales como la exposición a la radiación en la niñez. Debido a que este último factor tiene una incidencia mínima en su aparición, resulta muy difícil prevenir la enfermedad. Existen alternativas naturales que ayudan en el tratamiento , por ejemplo, la dieta mediterránea, la cual se basa en coles, verduras naranjas y rojas, cítricos, verduras verdes, frutas, entre otros alimentos naturales.

Capítulo 6

Tratamientos

Medicamentos

En el tratamiento de las enfermedades de la tiroides, los medicamentos pueden usarse para estimular su función, cuando hay un hipotiroidismo, o para frenar su actividad excesiva cuando hay un hipertiroidismo.

Fármacos para el Hipotiroidismo: en este caso se utilizan hormonas tiroideas sintéticas que van a cumplir la función de reemplazo de las hormonas T3 y T4 que no se están produciendo en cantidad suficiente. Entre estas tenemos la más comúnmente usada que es la Levotiroxina. Los efectos adversos que puede producir son similares a la los síntomas del hipertiroidismo (sofocos, palpitaciones, insomnio, nerviosismo).

Fármacos para el Hipertiroidismo: en el caso del hipertiroidismo, la glándula tiroides produce sus hormonas T3 y T4 en exceso, exagerando sus efectos fisiológicos que se convierten en síntomas molestos para el paciente. En esta situación los fármacos se encargan de bloquear la formación de hormona tiroidea. Ejemplos de estos medicamentos son: el metimazol, el propiltiouracilo, el yoduro.

Radiaciones con radioyodo

Esta terapia forma parte de la medicina nuclear y se utiliza para combatir el hipertiroidismo. Consiste en tragar una pequeña dosis de esta sustancia, la cual se absorbe en el torrente sanguíneo y destruye las células de la tiroides. Es también muy efectiva para combatir el cáncer de tiroides. Los efectos secundarios asociados a esta terapia incluyen las náuseas, los vómitos, resequedad en la boca, hinchazón en el cuello, dolor en las glándulas salivales y cambios en el gusto.

Bocio y cirugía

Ante la presencia de bocio, una alternativa es la cirugía que extirpa la glándula tiroides, la cual puede ser total o parcial. Es un procedimiento que se realiza en un máximo de cuatro horas y tiene lugar a través de una incisión por encima de la clavícula. En muchos casos se coloca un catéter para que drene la sangre y los líquidos. Se recomienda esta cirugía en caso de bocio excesivamente grande, el cual dificulta las funciones como la respiración y la alimentación.

Entre los efectos secundarios y las complicaciones derivadas de la cirugía nos encontramos con infecciones o hematomas en la piel, la alteración a largo plazo de la voz, complicaciones respiratorias debido a una mala praxis y el descenso del calcio en la sangre.

Manejo después de la cirugía, del radioyodo y del cáncer

Después de una cirugía los cuidados domésticos están basados en una adecuada higiene de la herida y en una correcta alimentación. Se deben hacer tres comidas al día en base a alimentos blandos y es imprescindible estar bien hidratado.

Una vez se aplicó yodo radioactivo, las precauciones que siguen se basan en no transmitir la radiación de yodo a las demás personas. Lo primero a tener en cuenta es no estar en contacto con niños pequeños o con mujeres embarazadas. Es ideal tener un baño aparte o, en caso de que no se pueda, hay que tirar la cadena dos veces después de cada uso del inodoro. Es recomendable utilizar cubiertos desechables o tener cubiertos solo para el paciente, los cuales deben ser lavados de manera separada de la de los otros. Se advierte sobre los contactos que vayan más allá de un breve saludo. Por último, es recomendable tomar mucha cantidad de agua.

En cuanto a la vida después del cáncer de tiroides, podemos decir que es preciso estar muy atento a la aparición de síntomas una vez completado el tratamiento, ya que esto deberá ser comunicado al médico en las consultas subsiguientes a la finalización del proceso. La alimentación y el ejercicio serán recomendados en dosis y tipos por parte del médico tratante, lo cual debe seguirse de manera estricta según sus indicaciones.

Capítulo 7

Actividad física

Reposo o ejercicio físico

A pesar de que los problemas de tiroides se solucionan con medicación de por vida, el ejercicio físico regular ha demostrado tener efectos muy positivos sobre las personas con hipotiroidismo. Lo que ocurre es que la práctica asidua de ejercicio físico aumenta los niveles de T3 y T4.

Los momentos en los que un problema de tiroides nos lleva a estar en reposo son después de haber pasado por una cirugía de tiroides. Dicho reposo debe mantenerse durante tres semanas. Sin esta quietud, la recuperación puede prolongarse innecesariamente o tener retrocesos.

Complicaciones y enfermedades asociadas

Los problemas asociados al ejercicio cuando se padece esta enfermedad están ligados al sobrepeso, a la fatiga, a la fragilidad en los huesos y a problemas del corazón. Por lo tanto, si el ejercicio no está controlado, nos exponemos a:

- Sofoque
- Mareos por hiperventilación
- Daños articulares
- Fracturas

Beneficios de las rutinas combinadas de cardio, resistencia, elasticidad y flexibilidad

Cuando hablamos de ejercicio físico, no hacemos referencia únicamente al levantamiento de pesas o a caminar en la cinta. El ejercicio físico bien entendido debe abarcarse de forma holística. Por lo tanto, la rutina es justamente aquello de lo que debemos escapar cuando buscamos verdaderos beneficios.

Es común acostumbrarse a un instructor y, mucho peor aún, a un solo tipo de clase que este profesional imparta. Sin embargo, a la larga, practicar una sola modalidad de ejercicio le quita la efectividad a lo que estamos haciendo.

De modo que la primera recomendación a seguir es asistir a la mayor cantidad de clases que se pueda. Por otro lado, la combinación de cardio, resistencia, elasticidad y flexibilidad, nos permitirá quemar grasa, tonificar los músculos y obtener el mayor rango de movimiento posible. Por lo tanto, estaremos protegiendo a nuestras articulaciones y haciendo que el ejercicio resulte más efectivo cada día.

Capítulo 8

Medidas dietéticas

De acuerdo a si estamos afectados por el hipo o el hipertiroidismo, existen medidas dietéticas específicas a seguir.

Medidas dietéticas para el hipotiroidismo

En este caso hay que evitar:

- **Barritas energéticas**
- **Azúcares**
- **Carbohidratos refinados**
- **Productos de soja**
- **Cafeína**
- **Alimentos genéticamente modificados**
- **Gluten**

Lo que se recomienda ingerir es:

- **Verduras sin almidón**
- **Grasas saludables (insaturadas y poli insaturadas)**
- **Proteínas**
- **Vitaminas y minerales**

Medidas dietéticas para el hipertiroidismo

Deben evitarse:
- **Algas**
- **Grasas transgénicas**
- **Lácteos**
- **Soja**
- **Maíz**
- **Aditivos químicos**
- **Cafeína**
- **Azúcares**
- **Carbohidratos refinados**

Se recomienda comer:

- **Almendras**
- **Nabos**
- **Perejil**
- **Semillas de lino**
- **Té de melisa**
- **Hierba ajuga**

Dieta rica en yodo

Para prevenir el bocio, es importante llevar una dieta rica en yodo. Los alimentos que deberías incluir en ese caso son:

- Bacalao
- Arándanos

- Caballa
- Atún
- Mejillones
- Alubias
- Gambas
- Camarones
- Fresas
- Papas
- Queso
- Salmón
- Anacardos
- Brócoli
- Ostras
- Avena
- Maní

Dieta baja en yodo

Cuando hay un exceso de yodo en tu cuerpo, se recomienda una dieta que lo contrarreste. Por lo tanto, debes evitar los alimentos detallados arriba. Sin embargo, esto es todo lo que tienes permitido:

- Clara de huevo
- Pescados de río
- Especias: canela, orégano, pimienta
- Papas
- Manzanas
- Moras
- Piña
- Legumbres
- Cereales integrales
- Vegetales de raíz
- Verduras

- Pan casero

Dieta normal de yodo

Cuando no existe indicación médica alguna de aumentar o disminuir el consumo de yodo, las cantidades diarias recomendadas son:

- Hasta los 14 años: 90 microgramos al día
- Desde los 15 años en adelante: 150 microgramos al día

Intolerancia al gluten

Se puede ser celíaco, lo cual se comprueba mediante un examen de sangre, o se puede tener intolerancia al gluten. Esta última afección en los niños se manifiesta con vómitos y diarreas, pero en los adultos los síntomas se desdibujan y no hay algo claro. No hay forma de detectar de forma certera que una persona es intolerante al gluten.

Dado que la única forma de evitar los síntomas de esta enfermedad crónica es no consumiendo gluten, es conveniente que si se generan problemas digestivos, por mínimos que sean, se pruebe eliminando esta proteína de la dieta.

Los únicos ingredientes que la contienen y que, por ende, deben evitarse, son:

- **Trigo**
- **Avena**

- **Cebada**
- **Centeno**

El hipotiroidismo es una enfermedad muy relacionada a esta afección.

Intolerancia a la lactosa

Es la condición de no poder digerir el azúcar presente en la leche (lactosa). Es una enfermedad que no provoca daños, pero presenta síntomas muy molestos, entre los cuales se encuentran los gases, los cólicos, la diarrea, las náuseas y la hinchazón abdominal.

Cada persona la vive de una forma distinta, así que la restricción de alimentos con lactosa puede ser total o parcial. De todos modos, debemos saber que lo que no se debe comer, o al menos se debe restringir, son los lácteos. Lo que ocurre es que este corte en la dieta necesita que la persona ingiera calcio y vitamina D proveniente de otros alimentos. Entre ellos recomendamos:

- Cítricos
- Nueces
- Omelet
- Plátano
- Tomates
- Lechuga
- Zanahoria
- Aceite de oliva
- Peras

- Piñas
- Pan integral
- Mermelada
- Espinacas
- Salmón
- Semillas de chía
- Yogur sin lactosa
- Granola
- Mantequilla de maní
- Manzanas

Preparaciones más recomendadas

Las preparaciones más recomendadas son aquellas que conservan intactas las propiedades y los nutrientes de los alimentos. Por lo tanto, se deben tomar en cuenta las siguientes recomendaciones:

- Exprimir los cítricos en el momento
- Moler las semillas en el momento de consumirlas
- Cocinar al vapor
- Cuando se hierva, tratar de ni tirar el agua, sino que esta sea absorbida
- Que los alimentos al horno no se cocinen de más
- Que los alimentos a la plancha no se quemen
- Verduras cocidas: las personas con hipotiroidismo no deben comer verduras crudas, ya que estas despiden una sustancia tóxica que impide la absorción de yodo.

- Verduras fermentadas: preparaciones tales como el chucrut, pueden ser consumidas por personas con hipotiroidismo, ya que al fermentar, las verduras eliminan el componente tóxico que impide absorber el yodo.

Ejemplos de menús

Este ejemplo de menú sirve para una persona que tenga hipotiroidismo.

Desayuno

- 1 Taza de yogur
- ½ Taza de granola
- 3 Fresas

Almuerzo

- 1 Quesadilla de quesos varios (incluyendo el cheddar), zanahoria y brócoli
- 1 Taza de mousse de cacao

Merienda

- 1 Rebanada de pan integral de plátano
- 1 Taza de yogur bebible

Cena

- Omelet de champiñones y queso
- ½ Porción de mejillones

Recetas culinarias atractivas y sanas

Ensalada de espinacas con mango

- 1 Atado de espinacas
- Hojas de rúcula
- 1 Mango
- Aceite de oliva
- 10 Nueces

Lava bien las espinacas y escúrrelas. Quítales la nervadura central y córtales en tiritas. Agrégale el mango en dados, las nueces picadas gruesas, las hojas de rúcula cortadas y báñalas con un chorrito de aceite de oliva.

Gazpacho de pepino y palta

- 2 Pepinos
- 1 Palta
- 1 Cucharada de semillas de lino
- ½ Litro de agua

Pela las frutas y córtalas en trozos. Colócalas en la licuadora con el resto de los ingredientes. Licúa hasta que quede una pasta homogénea. Puedes servirlo con perejil, albahaca o nueces picadas por encima.

Capítulo 9

Vitaminas y minerales

La tiroides puede fallar por múltiples causas. De modo que no hay nada que garantice al cien por ciento que la mantendrá funcionando de manera óptima. Sin embargo, existen ciertos nutrientes que, al faltar o ser escasos, la llevan al límite de su buen desempeño, por lo que es más probable que falle. Dichos nutrientes son:

Yodo
Cuando la cantidad de yodo ingerida no es suficiente, la tiroides no es capaz de producir las hormonas para cuya producción existe. Podemos encontrarlo en los mariscos, los lácteos, los pescados de mar, las frutas y las verduras.

Zinc
Si este mineral falta, la T3, hormona que produce la tiroides, no puede llegar al ADN. Por otra parte, este mineral ayuda al buen funcionamiento de la próstata, de los órganos reproductores, del hígado y de la cicatrización. Lo encontramos en las nueces pecan, en las algas, en el chocolate negro, en las ostras, en las semillas de calabaza, en los huevos y en las legumbres.

Selenio
Este mineral cumple con la función de transformar la T4 en T3, que es la hormona tiroidea activa propiamente dicha. El principal problema con este mineral es que, al provenir de los alimentos y muchos países no cuentan con él como parte de sus suelos, se

hace indispensable tomarlo en forma de complemento en cápsulas. Los alimentos que lo tienen, siempre y cuando el suelo del país lo posea, son nueces de Brasil, ajo, huevos, pescados azules, mariscos, semillas de girasol y de mostaza, pan de trigo de grano entero y arroz integral.

Hierro
Debe estar `presente para que la glándula tiroides sintetice las hormonas. Encontramos hierro en las legumbres, por lo que es muy importante no colar el agua después de la cocción. Por lo tanto, hay que usar la cantidad de agua necesaria, pero no más de ello, para la cocción según la cantidad de legumbres. Esto se debe a que la mayor parte del hierro queda en el agua en la que se cocinan. Otros alimentos con hierro son la leche con hierro, los mariscos y las espinacas.

Vitamina A
Es el puente entre la hormona tiroidea y el ADN celular, que es exactamente donde la hormona actúa y despliega todo su efecto. Sin vitamina A, por más que la tiroides haga lo suyo, las células nunca se enterarán. La encontramos en la yema de huevo, en los boniatos, en los damascos, en el durazno, en el melón, en la calabaza, en el mango y en la papaya.

Capítulo 10

Plantas medicinales

Plantas medicinales beneficiosas

Existen ciertas plantas que resultan beneficiosas en lo relacionado a los problemas de tiroides. Siempre es bueno tenerlas a mano para hacernos un té o consumirlas de la forma en que prefiramos.

Plantas para estabilizar las defensas

- **Equinácea:** refuerza el sistema inmunitario y te protege contra virus y bacterias. También alivia dolores y mata las infecciones.
- **Astrágalo chino:** brinda equilibrio en el sistema nervioso, aumenta las defensas, fomenta un buen estado de ánimo y te devuelve la vitalidad.
- **Jengibre:** tiene excelentes poderes digestivos, es antiinflamatorio, antiséptico y fortalecedor del sistema inmunitario.
- **Cúrcuma:** es antioxidante, por lo que revierte el efecto de los radicales libres al proteger a las células, es anticancerígena y refuerza el sistema inmune.

Plantas que regulan el yodo

- **Aceite de onagra:** revierte la caída capilar y regula el yodo.

- **Ortiga:** al tener un alto contenido en yodo, ayuda a aportarlo cuando falta.
- **Regaliz:** además de regular el yodo, estimula la producción de T4 y T3.
- **Linaza:** mantiene estables los niveles de yodo y pone a la tiroides a funcionar como debe.

Plantas perjudiciales

No todo en la naturaleza es salud y bienestar. Ciertas plantas pueden incluso llegar a matar. Hoy nos centraremos en las que perjudican en la absorción del yodo (las bociógenas) y las cancerígenas.

Plantas bociógenas

Las plantas bociógenas son aquellas que impiden que el yodo pueda ser asimilado. Por lo tanto, por más que se lo consuma, ellas liberan una sustancia que oficia de barrera entre el yodo y el organismo. Son muy perjudiciales para las personas con hipotiroidismo. Las plantas que tienen esta característica son las coles y la yuca.

Plantas cancerígenas

Té de Crotonflavens (Euphorbiaceae)

Se descubrió que los nativos de Curazao, quienes suelen tomar este té, tienen una tasa de cáncer de esófago un 11% superior al del resto del mundo.

Capítulo 11

Suplementos naturales

Algunos de los suplementos naturales comercializados por empresas como Life para contrarrestar los efectos de una tiroides que funciona mal son:

Purely Holistic: propicia el buen funcionamiento de la glándula tiroides mediante la regulación del nivel de yodo. Es muy beneficioso para la circulación.

Vita Source Labs: su ingrediente principal es el selenio, el cual detona la producción de selenoproteína, un nutriente que las células necesitan para funcionar de forma adecuada.

Adrenal Work: baja el nivel de ansiedad y ayuda a controlar el estrés. Restaura el buen funcionamiento de las glándulas suprarrenales y te devuelve la energía perdida.

Body Thyroid Support: contiene magnesio y pimienta de cayena, por lo que acelera y regula el ritmo metabólico. Es muy útil en la pérdida de peso.

Pure Encapsulations: restablece la función celular gracias al aporte de las vitaminas y minerales necesarios para su óptimo funcionamiento.

Now Thyroid Energy: aporta yodo y tirosina, por lo que favorece la correcta síntesis de la glándula tiroides. Por otra parte, contiene zinc, cobre y selenio, minerales en los que se apoya la función tiroidea.

Capítulo 12

Terapias alternativas

Las técnicas alternativas son un conjunto de prácticas enfocadas a combatir enfermedades y dolencias mediante la activación de ciertos puntos del organismo. Esquivan el camino de la medicina tradicional por considerarla invasiva y repleta de efectos colaterales que considera pueden evitarse.

Control del estrés

- **Aumentar la vida social:** a mayor cantidad de amigos, más instancias de sociabilizar tenemos. Ellas tren consigo el desvanecimiento del estrés, en gran parte porque dejamos de pensar en nuestros problemas por un rato.
- **Incrementar el buen humor:** todos tenemos algo que nos hace reír, solo tenemos que invitar a esos elementos a nuestra vida y empezar a sacar al niño que llevamos dentro.
- **Deportes o actividad física:** el deporte siempre añade el valor agregado de la motivación que genera la competencia. Sin embargo, se puede elegir cualquier actividad física que requiera de concentración y constancia, tales como el yoga, la danza o hasta la gimnasia.

Evitar ayunos

Si bien el ayuno es una práctica recomendada para depurar y desintoxicar el organismo, tiene tantos efectos secundarios que termina siendo peor que los daños que nos quita. Cuando se tiene hipertiroidismo, el ayuno está especialmente contraindicado. Dentro de los efectos secundarios que puede tener, se encuentran los siguientes:

- Calambres musculares
- Dolor de espalda agudo
- Retención de líquidos
- Hipoglucemia
- Dolores de cabeza y migrañas
- Alteración del sueño
- Descontrol de electrolitos

Terapias para la tristeza

- **Permitirse estar triste**
- **Hablar de tus sentimientos**
- **Eliminar la sobrecarga laboral**
- **Buscar un nuevo pasatiempo**
- **Reencontrarse con viejos hobbies**
- **Practicar la resiliencia**(salir airoso de situaciones difíciles y traumáticas)

Tema IV

Síndrome de

Ovarios Poliquísticos

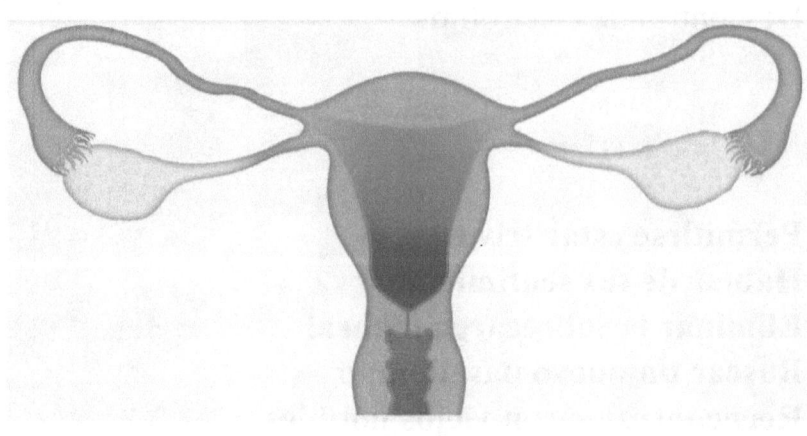

Capítulo 1

Concepto

El síndrome de ovarios poliquísticos (SOP) es un trastorno hormonal bastante frecuente entre mujeres que se encuentran en edad reproductiva. Debido a la presencia de un elevado índice de andrógenos, hormonas masculinas, los ovarios no logran liberar de forma exitosa a los óvulos maduros. Esto genera que el óvulo maduro quede encapsulado dentro de una esfera de líquido dentro del ovario, aunque no siempre ocurre de este modo.

Cuando hablamos de hormonas masculinas en una mujer, puede ser que nos preguntemos si esto es algo anormal, pero no lo es en absoluto. Los ovarios producen estrógeno, progesterona y andrógenos. Estas últimas son hormonas masculinas que deben estar presentes en las mujeres. El problema se produce cuando la cantidad que se segrega es superior a la adecuada.

Las glándulas suprarrenales también son productoras de andrógenos que regulan el ciclo menstrual y la ovulación. Sin embargo, el exceso de ellos tiene el efecto contrario: en vez de detonar la liberación de los óvulos, los retiene dentro del ovario. Esto produce, en algunos casos, el agrandamiento de los ovarios.

Afortunadamente, los ovarios poliquísticos se hacen notar a través de una serie de síntomas molestos, lo cual permite una adecuada detección del síndrome para que podamos tratarlo como es debido.

Debemos tener muy en cuenta que la aparición de uno o de varios de sus síntomas, no es señal inequívoca de esta enfermedad, sino que es un examen físico llevado a cabo por un ginecólogo o por un endocrinólogo lo que dictaminará su presencia.

Capítulo 2

Causas más frecuentes

Dentro de las causas más frecuentes para desarrollar ovarios poliquísticos, se encuentran las hereditarias, las relacionadas a los hábitos de vida y las endócrinas.

Herencia

Se ha constatado que las hijas de pacientes con esta enfermedad, tienen altas probabilidades de padecerla. Lo mismo ocurre si hay antecedentes en la familia en general.

Hábitos de vida

El sedentarismo es una de las causas que desembocan en este síndrome. Una vez que se comienza a hacer ejercicio y se baja de peso, la enfermedad es mucho más sencilla de controlar. Del mismo modo, una dieta cargada de alimentos perjudiciales, tales como los azúcares y las grasas saturadas, pueden provocar la enfermedad.

Causas endócrinas

Existe un debate abierto acerca de qué es primero, si el ovario poliquístico o los problemas endócrinos. De todos modos, uno de ellos puede estarnos alertando acerca de la presencia del otro, así que es muy importante tener en cuenta que si padecemos de una de estas enfermedades, podría ser que la otra esté enmascarada detrás de los síntomas de la primera. Las causas endócrinas más comunes son:

Hiperprolactinemia: la prolactina es una hormona producida en la adenohipófisis que regula el desarrollo de las mamas y la producción láctea. Su aumento por encima de niveles normales puede tener relación con las alteraciones menstruales y el síndrome de ovario poliquístico.

Hipotiroidismo: la glándula tiroides no produce suficiente hormona T4, por lo que pierdes concentración, te encuentras más sensible al frío y cualquier actividad física te produce fatiga, entre otros síntomas de diversas índoles.

Enfermedad de Cushing: es el crecimiento excesivo de la hipófisis, una glándula ubicada en la base del cerebro. Ante esto, la glándula comienza a segregar un exceso de la hormona adrenocorticotropina.

Gigantismo o acromegalia: son enfermedades que producen un excesivo crecimiento de las extremidades. El gigantismo se da antes de que se cierre la epífisis, mientras que una vez que esta se cerró, la enfermedad que tiene lugar si hay crecimiento desproporcionado es la acromegalia.

Resistencia a la insulina: es cuando la insulina es producida de forma normal, pero el cuerpo no puede hacer buen uso de ella, entonces los niveles de azúcar en sangre son siempre elevados.

Capítulo 3

Síntomas comunes

Si bien son molestos y desagradables, los síntomas nos ayudan a darnos cuenta de que algo extraño está sucediendo con nuestro cuerpo. La aparición de varios síntomas en conjunto y sin razón aparente, es conveniente acudir al médico para obtener un diagnóstico. Los síntomas más comunes de ovarios poliquísticos son:

Aumento de peso: es común que al padecer de ovarios poliquísticos, se produzca un aumento de peso a pesar de no haber cambiado la dieta, y que resulte muy difícil perder unos pocos gramos.

Acné: la aparición repentina de acné, en especial en la edad adulta, puede ser un indicador de la enfermedad. En el caso de la adolescencia, se puede producir un empeoramiento en la condición del acné.

Oligomenorrea: es cuando el período menstrual se presenta con poca frecuencia.

Hirsutismo: es cuando se produce el crecimiento de vello facial y corporal, especialmente en la zona de la espalda, alrededor del pezón y en el pecho. En la adolescencia, es normal que aparezca vello púbico, y puede ser abundante dependiendo de la herencia que tenga la mujer. Sin embargo el hirsutismo se refiere a aparición de vello en zonas masculinas (barba, abdomen).

Caída del cabello: se cae el cabello en cantidades mucho mayores que las habituales.

Capítulo 4

Afecciones asociadas

Conjuntamente con el síndrome de ovarios poliquísticos, aparece una serie de patologías fuertemente vinculadas a su padecimiento. Entre ellas las más comunes son:

Obesidad abdominal: al tiempo que el tejido adiposo se acumula en la zona del abdomen, los riesgos de enfermedad cardiovascular aumentan. El SOP hace que la pérdida de esta grasa sea sumamente difícil de lograr.

Síndrome metabólico: esta patología hace que se acumule grasa en la zona del tórax, del abdomen, de la espalda y de las caderas. Su relación con el SOP ese debido a que este provoca resistencia a la insulina y, en consecuencia, un aumento en la producción de insulina para compensar el hecho de que el cuerpo no puede usar la que está presente. Por lo tanto, se acumula el azúcar en la sangre y eso aumenta la presencia de tejido adiposo.

Condición fibroquística de las mamas: se cree que la una alteración en la producción de estrógenos y progesterona, las hormonas sexuales, pueden derivar en esta condición. Si bien es molesta y dolorosa, no es la causa de ninguna otra patología o enfermedad. Se manifiesta a través de nódulos, quistes y hasta mediante la presencia de abscesos.

Capítulo 5

Consecuencias a largo plazo

Más allá de las consecuencias momentáneas, el síndrome de ovarios poliquísticos está asociado a ciertas patologías que se presentan y se quedan de forma indeterminada en nuestro organismo. Las más comunes son:

Infertilidad anovulatoria: las mujeres con ovarios poliquísticos suelen padecer de la infertilidad perteneciente al grupo 2, la cual está relacionada con la falla del hipotálamo. Una forma natural de alejarnos de la infertilidad debido a los ovarios poliquísticos es eliminando el consumo de grasas animales saturadas e incrementar el consumo de frutas y verduras.

Diabetes: se debe a la resistencia a la insulina que genera el SOP, la cual es la antesala casi definitiva de la diabetes. Se recomienda el consumo de linaza para contrarrestar los efectos de los ovarios poliquísticos, ya que este componente disminuye la presencia de andrógenos y ayuda en la fusión entre la testosterona y la globulina, lo cual protege al organismo de los efectos de esta enfermedad.

Cardiopatía isquémica: un SOP desatendido o mal tratado a nivel fisiológico, aumenta la posibilidad de enfermedades cardiovasculares, ya que se altera la presencia de lípidos en la sangre. Este tipo de enfermedad coronaria se caracteriza por la arteriosclerosis en las arterias conectadas con el corazón. Esta enfermedad puede derivar en el infarto de miocardio. El consumo de frutas y verduras, la reducción del alcohol y el ejercicio físico son las mejores formas de prevenir y revertir la cardiopatía isquémica.

Cáncer uterino: las mujeres que sufren SOP tienen mayores riesgos de desarrollar este tipo de cáncer. Existen muchos tipos de cáncer de útero, siendo el más común en estas pacientes el del endometrio.

Intolerancia al gluten: En este caso, se recomienda permanecer muy atentas a la intolerancia al gluten, ya que una pequeña manifestación del cuerpo en contra de este nutriente podría indicar que lo está rechazando, y persistir en su consumo nos podría llevar a padecer de ovarios poliquísticos.

Capítulo 6

Tratamientos

Medicamentos usados para combatir el SOP

Para el tratamiento del SOP las medidas se enfocan en las condiciones de la paciente y los deseos que tenga con respecto a su fertilidad. Se utilizan por lo general combinaciones de medidas no farmacológicas, como dieta y ejercicio, junto con medicamentos que van a actuar en las distintas causas que originan el SOP. Pueden usarse anticonceptivos hormonales y medicamentos para la resistencia a la insulina.

El primer escalón del tratamiento será una período de 3 a 6 meses bajo un régimen alimentario, combinado con ejercicio aeróbico para perder peso. Luego en una segunda etapa se introducen los fármacos. Se utilizan los medicamentos insulinosensibilizantes como la **Metformina**, la cual por su mecanismo de acción mejora las alteraciones hormonales y metabólicas del SOP.

Los **anticonceptivos hormonales** son preparados de estrógenos y progestágenos que buscan regular las alteraciones hormonales del ciclo femenino en el SOP, generalmente se usan los anticonceptivos que tienen efecto antiandrogénico, es decir, que bloquean la acción de las hormonas masculinizantes, que están aumentadas en el SOP. Con esto se mejoran síntomas como el hirsutismo y exceso de vello. Algunos de estos medicamentos son: el Acetato de ciproterona, Acetato de clormadinona, Dinogest, Drospirenona.

Para las mujeres que tienen deseo reproductivo se incluye en el tratamiento un medicamento llamado **Clomifeno** cuya función es estimular la ovulación, puede usarse solo o en combinación con la metformina. También estas pacientes pueden necesitar de asesoría en fertilización especializada.

Algunos efectos secundarios de la medicación son: las alteraciones del ciclo menstrual y alteraciones del metabolismo, síntomas gastrointestinales como náuseas, vómitos, diarrea, hipotensión y mareos.

Fertilización baja y alta tecnología

La fertilización in vitro es una alternativa para la infertilidad a causa del SOP. Los óvulos que se usan pueden ser de la misma mujer que va a ser madre o de donantes. Lo mismo ocurre en el caso del esperma. Otra opción es la madre subrogada, quien presta el vientre para la gestación.

La complicación que puede surgir en la fecundación asistida es el embarazo múltiple. Pero también se puede prevenir al colocarle una menor cantidad de embriones a la futura madre.

Cirugía de ovarios

Existen dos tipos de cirugías preventivas de ovarios. Una de ellas es la laparoscopía y la otra es la abdominal. La cirugía por laparoscopía se realiza con anestesia local y se extirpan los ovarios mediante una incisión en el ombligo que permite la entrada de un tubo. Dura como máximo una hora y media. La extirpación abdominal se hace con anestesia general, se realiza el corte bikini para llevarla a cabo y puede llegar a durar dos horas.

Las ventajas que ofrecen estas cirugías es la eliminación de los problemas relacionados a los ovarios poliquísticos. En cuanto a las desventajas, estas pueden abarcar las infecciones, las hemorragias, la obstrucción intestinal, la formación del tejido cicatricial y posibles lesiones en los órganos internos. Por supuesto que la infertilidad de por vida es la consecuencia más directa.

Capítulo 7

Actividad física

La importancia de realizar ejercicio físico cuando se padece del síndrome de ovarios poliquísticos, radica en que, además de ayudar a controlar el peso corporal, el cual puede haber aumentado de forma desmesurada a raíz de la enfermedad, el ejercicio físico regular mejora la función reproductora. Por lo tanto, anula una de las enfermedades asociadas al síndrome.

Beneficios de las rutinas combinadas de cardio, resistencia, elasticidad y flexibilidad

Se recomienda que las mujeres que padezcan este síndrome hagan un mínimo de dos horas y media de ejercicio físico aeróbico semanal. La intensidad irá variando a medida que el cuerpo esté más entrenado y desarrolle su capacidad pulmonar al máximo. La recomendación es hacerlo lo más intensamente posible.

Este tiempo debería estar dividido en sesiones de mínimo treinta minutos y máximo de cuarenta y cinco.

La gimnasia en el agua está especialmente recomendada para estas mujeres, así como también la Zumba, puesto que ayuda a mejorar el estado de ánimo.

Cuando menos dos veces por semana debe realizarse una rutina con pesas que abarque todos los grupos musculares. Por lo tanto, caca sesión no debería durar menos de una hora. Cuando se desarrolla músculo, se queman más calorías en el proceso y, muy curiosamente, en reposo. Por lo tanto, cuando estás mirando televisión tranquilamente en tu casa, y tienes músculo desarrollado, estás quemando calorías.

Por último, la elasticidad y la flexibilidad ayudarán a que el ejercicio de musculación no duela en los días subsiguientes a su realización, así como también serán claves para que mejoremos nuestra calidad de movimientos. Gracias a ello, el ejercicio será cada día más efectivo. Para hacer esto posible, es necesario estirar cada músculo trabajado durante un mínimo de veinte segundos después de las sesiones de musculación y de aeróbica (aunque en esta no se trabajen los músculos de forma específica, sí se los trabaja de manera global), así como también realizar actividades físicas especialmente diseñadas para ganar flexibilidad, tales como ballet, yoga, Pilates y stretching.

Capítulo 8

Medidas dietéticas

Llevar una dieta saludable es la clave para que ciertas enfermedades asociadas al SOP no aparezcan. Debido a que este síndrome hace que los niveles de azúcar en sangre se mantengan elevados, esto puede llevar a la diabetes y al sobrepeso. Sin embargo, mediante la correcta selección de los alimentos, ambos problemas se pueden prevenir.

Los carbohidratos son el eje alrededor del cual todo debe circular. No podemos deshacernos de ellos, incluso sabiendo que son responsables de elevar el azúcar en la sangre. Por ello es que debemos saber cuáles elegir. No todos los carbohidratos son iguales, sino que algunos inciden más en el incremento de azúcar en la sangre. Es entonces que se hace necesario aprender a optar de la forma correcta.

Los carbohidratos más adecuados para las mujeres que sufren de SOP son:

- **Frutas frescas**
- **Vegetales frescos con bajo contenido de almidón**
- **Cereales de grano entero**
- **Cereales con alto contenido en fibra** (5 gramos de fibra por porción como mínimo)
- **Yogur sin azúcar**

Por el contrario, los que hay que evitar son:

- **Vegetales con alto contenido de almidón**
- **Frutas enlatadas en almíbar**
- **Cereales refinados** (harina blanca, arroz blanco)
- **Alimentos azucarados** (galletitas, bizcochos)

Dieta hipocalórica

Ante las posibilidades que se abren, aparece la dieta hipocalórica como opción para mantener nuestro peso dentro de los parámetros normales. Sin embargo, involucrarse en una dieta de este tipo requiere que conozcamos mucho nuestro cuerpo.

En primer lugar, la definición de dieta hipocalórica es alimentarse de forma tal que las calorías consumidas de forma diaria sean menos de las que gastamos. Suena sencillo, pero no lo es. A los efectos de no incurrir en una alimentación deficitaria, tenemos que primero averiguar cuantas calorías gasta nuestro cuerpo de forma basal, es decir, sin hacer nada más que mantenerse vivo. A ello debemos agregarle las que gastamos según el ejercicio que hagamos.

Partiendo de la base de que averiguar el gasto metabólico basal depende de una serie de factores, tales como la altura, la edad y la propia velocidad de nuestro metabolismo, podemos darnos cuenta de que averiguarlo no es nada sencillo.

Una forma de hacerlo es mediante la ecuación de Harris – Benedict:

Hombre: 66,473 + (13,751 x peso en kilos) + (5,0033 x altura en centímetros) – (6,7550 x edad en años)

Mujer: 655,1 + (9,463 x peso en kilos) + (1,8 x altura en centímetros) – (4,6756 x edad en años)

Pero recordemos que hay que sumarle el gasto derivado de la actividad física que practiquemos.

Una forma de evitar el efecto rebote de estas dietas es no bajar las calorías que consumimos a menos de 300 de las que gastamos.

Por otro lado, si tenemos que hablar de efecto rebote, es que no estamos en plan de alimentación adecuado. Es por ello que resulta altamente preferible llevar una alimentación saludable fija antes que incurrir en dietas que nos llevan a adelgazar de forma drástica, pero que no son sostenibles en el tiempo.

Dieta para el acné

El acné es otro efecto secundario del SOP. Para combatirlo con la dieta, lo primero que tenemos que hacer es eliminar de nuestra alimentación las grasas saturadas y sustituirlas por grasas omega 3. Por ejemplo, tanto la mantequilla como el chocolate están contraindicados. En su lugar, aquí tienes una lista de alimentos muy recomendables para evitar la formación de granitos:

- Atún
- Salmón
- Semillas de chía
- Frutos secos
- Vegetales de hoja verde
- Brócoli
- Zanahoria
- Yogur
- Agua
- Palta
- Ajo
- Cúrcuma

Dieta para el hiperandrogenismo

Cuando se padece de hiperandrogenismo, lo que debemos hacer es reducir los niveles de testosterona, algo en lo que la dieta puede incidir en gran medida. Los alimentos que nos ayudarán en este aspecto son:

- Almendras
- Nueces
- Harina de linaza
- Semillas de lino
- Regaliz
- Hierbabuena
- Menta
- Atún

- Salmón
- Arenques
- Sardinas
- Caballa

Qué comer según índice glucémico

Debido a que el azúcar en sangre es un problema grave para las mujeres con SOP, lo más conveniente es elegir alimentos que tengan un IG (índice glucémico) bajo, es decir, que no hagan que los niveles de azúcar en sangre se eleven. Ejemplos de estos alimentos son:

- **Legumbres**
- **Vegetales sin almidón**
- **Pan de granos integrales** (de cebada, de centeno, de trigo integral y de salvado)
- **Arroz integral**
- **Arroz blanco instantáneo de grano largo**

Preparaciones más recomendadas

La forma en la que preparamos los alimentos también incide en el índice glucémico. Algunas recomendaciones son:

- Frutos secos crudos
- Frutas no del todo maduras
- Comer frutas en vez de tomar solo su jugo
- Comer papas al horno en vez de puré de papas

- Elegir pan de trigo integral molido con piedra en vez de simplemente trigo integral
- No cocinar de más los alimentos
- Fideos al dente (nunca pasados)

Si vamos a elegir alimentos de índice glucémico alto, debemos combinarlos en una proporción de uno a cinco con otros alimentos de índice glucémico bajo.

Ejemplos de menús

Aquí tenemos ejemplos para armar menús aptos para mujeres con SOP:

Desayuno: dos rebanadas de pan de trigo integral molido a piedra con mantequilla de maní y un vaso de leche con cacao
Almuerzo: ravioles de berro con salsa de tomates frescos y una fruta de postre
Merienda: dos galletas de arroz con mermelada de arándanos sin azúcar agregada y una taza de yogur descremado
Cena: arroz integral con atún y medio pimiento de cada color. Crema de vainilla casera de postre.

Recetas culinarias atractivas y sanas

Brócoli gratinado con queso cheddar y huevo

Ingredientes

- ½ Kilo de brócolis

- ¼ Litro de salsa bechamel
- 2 Huevos duros
- 200 Gramos de queso cheddar
- Pimienta de cayena
- Cúrcuma

Primero se hierven los brócolis durante diez minutos. Escurre. Prepara los huevos duros y la salsa bechamel con una cucharada de almidón de maíz y un cuarto litro de leche. Pon los brócolis en una fuente para horno, ponle los huevos en rodajas por encima, cúbrelos con la salsa bechamel y ponle el queso cheddar rallado por encima.

Lleva a horno precalentado a 180º C, cocina 15 minutos y gratina (apaga la parte de abajo del horno) durante 5 minutos más, luego sirve caliente.

Ensalada de salmón y nueces

Ingredientes

- 1 Loncha de salmón ahumado
- 1 Tomate pelado
- Hojas de rúcula
- Hojas de lechuga
- 10 Nueces
- Aceite de oliva

Pela el tomate sin escaldarlo, corta las hojas de rúcula y lechuga en tiritas y parte las nueces a la mitad. Dispón todo en un bol y rocía con aceite de oliva. Sirve fría o natural.

Capítulo 9

Vitaminas y minerales

Ciertos nutrientes esenciales previenen y ayudan a curar el SOP. Asegúrate de incluirlos en tu dieta diaria.

Vitaminas

- Vitamina A
- Vitamina C
- Vitamina D
- Inositol (vitamina del complejo B)

Minerales

- Cromo
- Zinc

Alimentos con vitamina A

- Lácteos
- Huevos
- Damascos
- Mango
- Coles
- Espinacas

- Brócoli
- Zanahoria
- Legumbres
- Pescados
- Mariscos

Alimentos con vitamina C

- Cítricos
- Piña
- Papaya
- Mango
- Melón
- Sandía
- Pimientos rojos y verdes
- Cidrayota
- Tomates
- Papas
- Boniatos

Alimentos con vitamina D

- Hongos
- Salmón
- Atún
- Caballa
- Queso
- Yema de huevo

Alimentos con Inositol

- Plátanos
- Cereales con salvado
- Arroz integral
- Copos de avena
- Frijoles
- Cítricos
- Germen de trigo
- Uvas y ciruelas pasas

Alimentos con cromo

- Cebolla
- Levadura de cerveza
- Cereales integrales
- Tomates
- Frutas

Alimentos con zinc
- Huevos
- Ostras
- Almejas
- Avellanas
- Almendras
- Queso
- Copos de avena

Capítulo 10

Plantas medicinales

Plantas medicinales beneficiosas

En la naturaleza se encuentran los compuestos que ayudan a regular nuestro metabolismo y sistema endócrino. En el caso de los ovarios poliquísticos, necesitamos encontrar plantas que reduzcan la testosterona, que regularicen el ciclo menstrual, que potencien la fertilidad y que mejoren la resistencia a la insulina.

Plantas para bajar la testosterona

- Menta
- Hierbabuena
- Salvia
- Ruda cabruna
- Regaliz

Plantas para regularizar la menstruación

- Jengibre
- Verbena
- Manzanilla
- Salvia
- Romero

Plantas para mejorar la fertilidad

- Ortiga
- Diente de león
- Avena silvestre
- Ñame silvestre
- Dong quai
- Sauzgatillo
- Té verde

Plantas para mejorar la resistencia a la insulina

- Pasiflora
- Manzanilla
- Azahar
- Melisa
- Diente de león
- Alcachofera
- Poleo
- Anís verde
- María Luisa

Capítulo 11

Suplementos naturales

Empresas como Life se dedican a investigar la forma de reunir a los mejores suplementos naturales y encapsularlos para que puedas lidiar con los síntomas de los ovarios poliquísticos. Los más destacados son:

- **My Ova Myo-plus:** gracias a la presencia de mioinositol se logra equilibrar el estado de ánimo, se estabilizan los niveles de glucosa en la sangre y se regula el ciclo menstrual. A su vez, restablece la correcta dinámica hormonal y hace que los ovarios funcionen de forma correcta.

- **PCOS Cápsulas:** regula el ciclo menstrual, reduce el vello facial y el corporal cuando este es excesivo debido al exceso de testosterona y previene la diabetes. Está compuesto por más de 10 vitaminas esenciales para contrarrestar los síntomas del SOP y por minerales que cumplen la misma función. Después de seis semanas de consumirlo diariamente, el estado de ánimo cambia por completo.

- **Soria Natural Melatonina:** como su nombre lo indica, este suplemento está hecho a base de melatonina, una hormona que se secreta durante el sueño y que regula la ovulación. Reparar el daño oxidativo dentro del óvulo, mejorar los niveles de progesterona y mejorar la calidad de los receptores.

- **Simply Supplement ácido fólico:** este nutriente previene y frena la oxidación de los óvulos, por lo que resulta muy beneficioso para mejorar la fertilidad.

Capítulo 12

Terapias alternativas

Alejándonos de todo lo relativo a la medicina tradicional, nos encontramos con las terapias alternativas para combatir las enfermedades y dolencias asociadas con los ovarios poliquísticos.

Para el Acné

- **Fitoterapia:** se trata del uso de plantas y hierbas para curar y prevenir afecciones de salud.
- **Mesoterapia:** consta en la aplicación de micro-inyecciones subcutáneas, las cuales contienen vitaminas, minerales y aminoácidos que combaten las causas del acné.
- **Homeopatía:** se basa en el suministro de productos dermocosméticos, dietas o antibióticos, que se crean en el consultorio homeopático para combatir las diferentes causas del acné.

Para el Hirsutismo

- **Hierbas:** hay que hacer un té con una cucharadita de hierba por cada cuarto litro de agua. Las hierbas indicadas son: cohosh negro, palma enana americana, árbol casto y el té de menta.
- **Glicerina:** el extracto de glicerina combate la aparición del exceso de vello corporal.

- **Acupuntura:** se colocan minúsculas agujitas en puntos estratégicos del cuerpo para inhibir el crecimiento del vello.

Para la Fertilidad

- **Acupuntura**
- **Reflexología**
- **Hipnosis**
- **Homeopatía**

Para el Control de peso

- **Acupuntura:** al romperse la membrana de la piel, se detona la producción de endorfinas, por lo que se reduce el apetito de forma inmediata y duradera.
- **Acupresión:** la presión en diferentes partes del cuerpo también reduce la sensación de hambre, en especial la que se produce meramente por ansiedad.
- **Hipnosis:** te lleve a proyectar la nueva imagen de ti, esa que desearías ver todos los días en el espejo. Por lo tanto, cuando sales del trance, estás lista para hacer lo que sea necesario para obtenerla.

- **Reflexología:** se presionan zonas específicas de la planta del pie para estimular a los órganos encargados de la supresión del apetito.

Tema V

Climaterio

Masculino y Femenino

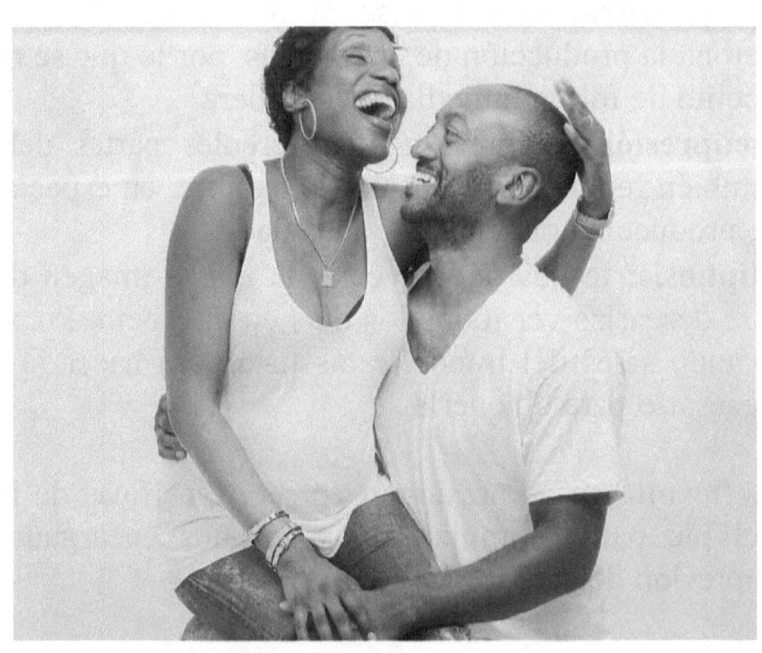

Capítulo 1

Concepto

El climaterio tiene lugar, tanto en el hombre como en la mujer, a mediana edad. Es un cambio permanente e irreversible detonado por el pasar de los años y cuyo resultado es el cese de la función reproductiva en la mujer y la disminución de la función sexual en el hombre.
Este período abarca muchos años, ya que comienza con la premenopausia, se extiende por la menopausia propiamente dicha y se prolonga hasta el final de la postmenopausia.
Los cambios que se generan a raíz del climaterio son tanto biológicos, como psicológicos, emocionales y sociales.

Tipos de climaterio

Climaterio masculino: también conocido como andropausia, el climaterio masculino tiene lugar a partir de los cincuenta años. El cuerpo produce menos testosterona y el hombre comienza a experimentar síntomas muy similares a los que se manifiestan en la postmenopausia en la mujer. Entre ellos se destacan la disminución de la libido, un menor rendimiento intelectual y la disminución de la vitalidad.

Climaterio femenino: se denomina de esta forma a todos los cambios que ocurren en la mujer desde la pre-menopausia hasta la postmenopausia. Dentro del climaterio, ocurre la menopausia, pero no son sinónimos. En términos generales, el climaterio llega un poco antes de los cincuenta años.

Menopausia: es el término que se emplea para referirse a la última menstruación que tuvo una mujer. La menopausia tiene lugar en pleno climaterio, por lo que no es ni su punto de partida ni el momento final de esta. Es detonada por el cese de hormonas femeninas por parte de los ovarios, por lo tanto, y al contrario de lo que ocurre en el hombre, la menopausia pone fin a la capacidad reproductiva de la mujer. Otros cambios que suceden son por causa de la ausencia de estrógenos y la progesterona ya que los órganos que las necesitan comienzan a deteriorarse. Es por ello que se recomienda sustituirlos con hormonas sintéticas.

Menopausia temprana: es cuando ocurre entre los cuarenta y un y los cuarenta y siete años de edad. La menopausia temprana no necesariamente tiene consecuencias en la salud, ya que está dentro del rango de edad esperable.

Menopausia precoz: es la que se presenta antes de los cuarenta años. El detonante físico es el mismo que en la menopausia corriente; otra causa puede ser cuando la mujer ha pasado por una cirugía de extirpación de ovarios o después de haber sido sometida a quimioterapia o radioterapia. La genética también puede interferir para su aparición. Si bien no siempre implica un problema, es necesario hacer exámenes para detectar la causa de la aparición precoz de la menopausia. Un dato a tener muy presente es que no siempre impide el embarazo, ya que se puede producir la liberación de un óvulo de forma arbitraria, por lo que se deberán utilizar métodos anticonceptivos hasta que el médico determine que ya no hay posibilidades de liberación de óvulos.

Capítulo 2

Causas más frecuentes

Dentro de los factores que se asocian al climaterio precoz, encontramos los de naturaleza hereditaria, los relacionados a los hábitos de vida y los endócrinos.

Herencia

Si hay antecedentes familiares de esta afección, es muy probable que la mujer también la padezca.

Hábitos de vida

El tabaquismo, al acortar la vida unos dos años, también hace que se llegue al climaterio antes de lo previsto. Por otra parte, también es responsable de que se sufran los síntomas de la menopausia de forma más intensa.

Causas endócrinas

Las enfermedades endócrinas fuertemente conectadas al climaterio temprano porque ambos problemas dependen de la presencia o ausencia de hormonas. Las más vinculadas a este problema son:

- **Resistencia a la insulina**

- **Ovarios poliquísticos**

- **Hipotiroidismo**

- **Enfermedad de Cushing**

- **Hipogonadismo**

- **Gigantismo o acromegalia**

Causas médicas

Ciertos procedimientos médicos están estrechamente ligados con la aparición del climaterio de forma prematura. Ellos son:

Quimioterapia o radiación pélvica: los tratamientos contra el cáncer pueden dañar la estructura del ovario y hacer que dejen de producir óvulos, ya sea de forma temporal o definitiva.

Cirugía para extirpar el útero: también conocida como histerectomía, esta cirugía lleva a que los ovarios dejen de producir óvulos aproximadamente dos años antes de lo considerado a tiempo.

Cirugía para extirpar los ovarios: el efecto es inmediato, ya que el nivel hormonal cae de forma abrupta con esta operación. La menstruación deja de ocurrir y la menopausia llega sin importar la edad.

Capítulo 3

Síntomas comunes

El hombre y la mujer son diferentes, y su forma de vivir el climaterio, ya sea precoz, temprano y normal, no es la excepción. Cada uno de ellos padece síntomas que pueden tener una correlación, e incluso encontrarse en ciertos puntos, pero son distintos.

Síntomas comunes en el hombre
- Desmotivación
- Falta de energía
- Pérdida de fuerza muscular
- Sueño después de comer
- Caída del cabello

Síntomas comunes en la mujer
- Trastornos menstruales
- Bochornos
- Insomnio
- Fatiga
- Depresión
- Irritabilidad

Si bien es posible que un hombre experimente una fuerte angustia y ganas de llorar de forma inexplicable, lo más común es que los síntomas de índole nervioso y psicológico se manifiesten en la mujer, mientras que los fisiológicos sean experimentados por el hombre.

Capítulo 4

Afecciones asociadas

Las afecciones que se presentan con la llegada del climaterio son las siguientes:

Obesidad: el metabolismo se enlentece y se gana masa corporal. Esto se debe en parte a la disminución del estrógeno y al menor desgaste energético asociado a la edad.

Hipertensión: la teoría más aceptada está vinculada al aumento de la masa corporal, lo cual hace que la presión para bombear sangre al corazón sea mayor.

Dislipidemias: la disminución de estrógenos hace que la sangre ya no se limpie con eficacia, favoreciendo la acumulación de lípidos en el organismo.

Diabetes: los estrógenos cumplen importantes funciones dentro del sistema endocrino, como regular los niveles de glicemia, así como proteger contra el daño en los vasos sanguíneos. Al disminuir su presencia en el organismo, puede aparecer la resistencia a la insulina y derivar en una diabetes.

Hipotiroidismo: debido a los cambios hormonales, la tiroides empieza a fallar en sus funciones y se va apagando.

Trastornos de humor: los cambios hormonales afectan de forma directa en la psicología. Por lo tanto, es común pasar de la risa al llanto sin razón. Si estos síntomas no se tratan, podrían derivar en trastornos del humor (depresión, ansiedad).

Capítulo 5

Consecuencias

Osteoporosis: durante el climaterio es cuando mayor masa ósea se pierde. Esto conlleva a riesgos de quebraduras. Sin embargo, existen formas naturales de revertir este proceso y llevar una vida completamente sana. En primer lugar, se recomienda hacer ejercicio de bajo impacto, es decir, gimnasia localizada. Esta clase de rutina de actividad física hace crecer al músculo, por lo que protege y regenera la masa ósea. En contraposición a la teoría de la mejor forma de obtener el calcio es a través de los lácteos, las últimas investigaciones se inclinan por una dieta vegana. Ciertos vegetales contienen más que el doble de calcio que los productos derivados de la leche. Un ejemplo muy claro de esto es el perejil. Por último, dado que el café es un agente descalcificante muy potente, se recomienda evitarlo.

Cardiopatía isquémica: el deterioro y la posible obstrucción de las arterias coronarias tiene solución de la mano de métodos naturales. Se recomienda una rutina de aeróbico y la eliminación de conductas sedentarias en el trabajo y en los tiempos de ocio. A partir de los dos meses de comenzar el programa de ejercicios, se empezarán a notar las mejoras.

Infertilidad: la infertilidad total es para la mujer, mientas que el hombre ve disminuir sus capacidades para engendrar. Estas son consecuencias directas del climaterio y resultan irreversibles.

Una vez que los óvulos dejan de producirse, no hay manera de volver a ser fértil.

Disfunción sexual: la pérdidas de potencia y de deseo sexual asociadas con el climaterio pueden ser restauradas mediante alimentos que elevan la libido y permiten una mejor irrigación de sangre hacia los genitales masculinos. Entre ellas encontramos a la cebolla, a los mariscos y al jengibre.

Depresión: los cambios hormonales afectan la psicología tanto femenina como masculina. Afortunadamente, existen medidas que se pueden tomar para contrarrestar los efectos de la sensación de tristeza extrema que provoca la depresión. Practicar un deporte que nos motive, hacer nuevos amigos y mantenernos en estrecho contacto con los que ya tenemos y recibir la luz solar son tres medidas básicas para dar comienzo a esta nueva etapa de la vida.

Capítulo 6

Tratamientos

Medicamentos

Terapia de reemplazo hormonal en la Andropausia:

En el climaterio masculino, los síntomas principales surgen por la disminución de los niveles de testosterona que es la hormona masculina por excelencia. Cuando esta hormona está baja, los síntomas se traducen principalmente en quejas sobre la función sexual. La terapia de reemplazo hormonal en este caso se basa en administrar testosterona o análogos de esta para restaurar estos niveles y recuperar la función masculina. Actualmente se disponen de los siguientes preparados:

- **Esteres de testosterona** (enantato de testosterona): este viene en una preparación oleosa para administración intramuscular cada 21 días pues es de lenta absorción.
- **Undecanoato de testosterona**: también es uno de los esteres de testosterona pero se administra por vía oral varias veces al día porque su metabolismo es rápido. Hay presentaciones más lentas disponibles en inyecciones.
- **Testosterona transdérmica:** este tipo de testosterona se administra directamente sobre la piel en geles o en parches. Los geles se prefieren aplicar en las axilas, hombros, y abdomen, temprano por la mañana y se debe esperar por lo menos 6 horas para mojar la zona. Es un

tratamiento que permite liberación constante de testosterona desde la piel a la sangre, recomendado en pacientes mayores de 40 años.

La testosterona debe administrarse con precaución, ya que entre sus efectos adversos se encuentran los problemas cardíacos y las patologías de próstata.

Terapia para el Climaterio femenino:

El tratamiento de la menopausia va a depender de cómo este viviendo la paciente esta experiencia. Si los síntomas no son molestos ni perjudican su calidad de vida, la terapia se basa en medidas no farmacológicas tales como: promover una dieta sana libre de grasas y condimentos, realizar ejercicio físico aeróbico como gimnasia o ciclismo de manera regular, evitar los hábitos no sanos como el fumar o el beber alcohol y el café en exceso, controlar otras enfermedades que se padezcan como hipertensión, realizar exámenes regulares para detección de osteoporosis y cáncer de mama, y mantener una actitud positiva a la vida.

Sin embargo, si los síntomas resultan molestos para la pacientes, entonces se recomienda una terapia de remplazo hormonal. Esta debe iniciar con la dosis mínima eficaz y está orientada al tratamiento de los síntomas vasomotores (calores, sofocos) y urogenitales (vaginitis, picazón, inflamación) por el déficit de estrógenos.

La terapia con estrógenos se recomienda en mujeres antes de los 60 años, así como por cortos periodos de tiempo, ya que se asocia a ciertos riesgos como aumento de la incidencia de cáncer de mama y de endometrio.

Se utilizan combinaciones de:

- **Estrógenos solos**: disminuyen los síntomas de dolores, sofocos, bochornos, prurito e infecciones vaginales, y mejoran los cuadros de osteoporosis.
- **Estrógenos y progestágenos**: tienen los mismos efectos estrogénicos ya descritos. Los progestágenos combinados se usan cuando la mujer no ha sido histerectomizada, para contrarrestar los efectos en exceso de los estrógenos.
- **Tibolona**: es un medicamento que al entrar en el cuerpo se transforma en derivados de estrógenos, progestágenos y androgénicos. Se utiliza para tratar los síntomas por el déficit de estrógenos en la menopausia, tales como sudoración, sofocos, alteraciones de la libido y del estado de ánimo.

Entre los posibles efectos secundarios podemos encontrarnos con las alteraciones visuales, el prurito, los vómitos, el edema, aumento de peso, aumento del riesgo cardiovascular, dislipidemias y mayor riesgo de obstrucción venosa (trombosis).

Cirugías

Últimamente ha habido un fuerte advenimiento de cirugías relacionadas a contrarrestar los efectos visibles de la menopausia. Destacamos las siguientes:

Estéticas: el organismo deja de producir colágeno, por lo que la piel se afina y se produce el efecto descolgamiento. Para revertirlo existen las cirugías de rejuvenecimiento facial y de cuello. Mediante técnicas de levantamiento o de inyecciones, se le devuelve al rostro el aspecto lozano.

Implantes de cabello: dado que los que mayor cantidad de cabello pierden son los hombres, resultan ser los clientes más numerosos de este tratamiento. Consiste en implantar cabello de las zonas pobladas de la cabeza a aquellas que han perdido cabello. Se utiliza anestesia local para realizarse. Los trastornos que se han encontrado como consecuencia de este tratamiento son las infecciones y el agravamiento del problema de calvicie si no se realiza una consulta de evaluación previa del paciente.

Genitales: tienen un propósito tanto estético como funcional. Si bien mejoran el aspecto visible de los genitales, también solucionan problemas tales como incontinencia urinaria. Ayudan a mejorar la autoestima gracias a proporcionar un aspecto juvenil en la zona. Los hombres también pueden realizarse múltiples cirugías estéticas genitales, las cuales incluyen el alargamiento y el engrosamiento del pene, así como el lifting de escroto, entre otras opciones. Los beneficios se centran en una mejor función sexual, mientras que los riesgos podrían ser justamente lo opuesto: pérdida de sensibilidad genital, tanto en el hombre como en la mujer, debido a los daños en los nervios de la zona.

Capítulo 7

Actividad física

Cada etapa de la vida tiene sus encantos y sus desafíos. Las buenas noticias es que el ejercicio físico nos puede acompañar en todas ellas. Solo tenemos que ser precavidos de hacer aquel que sea adecuado para el momento que estemos atravesando. El climaterio viene acompañado de ciertas limitantes a la hora de llevar a cabo los ejercicios que hasta ahora conocíamos. Pero no se trata de abandonarlos, sino de adaptarlos a nuestra nueva vida.

Para que el ejercicio sea efectivo de forma permanente, hay que realizarlo todos los días, cinco días a la semana como mínimo y durante cuarenta minutos como mínimo.

Posibilidades de movilidad

Debido a que la velocidad de respuesta del cuerpo disminuye, se recomiendan ejercicios que puedan ser llevados a tu propio ritmo. Entre ellos destacamos:

- Caminar
- Nadar
- Zumba
- Gimnasia localizada
- Bicicleta fija
- Levantamiento de pesas
- Ejercicios abdominales

Complicaciones y enfermedades asociadas

Las propias enfermedades de la menopausia pueden significar un impedimento para realizar ejercicio físico. Entre ellas están:

- Osteoporosis
- Sofocos
- Insomnio

Tomar estos factores en cuenta nos ayudará a ser cautos a la hora de adentrarnos en una sesión de ejercicio. En primer lugar, la osteoporosis puede generar fracturas de huesos, por lo que no elegiremos una clase de aeróbica saltada ni de baile muy exigente. Par evitar los sofocos tenemos que estar preparadas para hacer ejercicio con poca ropa. La errónea creencia que el abrigo nos hace adelgazar más por el exceso de transpiración, nos lleva a abrigarnos excesivamente en la zona del tórax y de los brazos. Esta decisión solo nos llevará a sofocarnos y a tener que interrumpir la sesión de ejercicio. Otro factor es estar siempre bien hidratadas. Por último, para evitar el insomnio, debemos usar el ejercicio a nuestro favor. La forma de lograrlo es hacer ejercicio preferentemente por la noche y nunca beber una bebida isotónica para hidratarnos, ya que nos sobreexcita, sino que el agua será nuestra mejor compañía.

Beneficios con las rutinas combinadas de cardio, resistencia, elasticidad y flexibilidad

El ejercicio debe concebirse como una práctica holística, de modo que las cuatro habilidades principales tienen que estar presentes. La aeróbica debe ser todos los días, al igual que las de elasticidad y flexibilidad, mientras que dos veces a la semana son suficientes para la de resistencia, ya que consiste en levantar pesas y el cuerpo tiene la necesidad de recuperarse.

Los beneficios de la actividad física en esta etapa de la vida son múltiples:

- **Mejora el estado de ánimo y eleva la autoestima**
- **Aumenta la agilidad y la coordinación** (incluyendo la coordinación cerebral)
- **Ayuda a dormir mejor**
- **Aumenta la capacidad pulmonar**
- **Mantiene el peso a raya**
- **Mejora la salud de la piel**
- **Regula el tránsito intestinal**
- **Previene enfermedades cardiovasculares**
- **Previene la osteoporosis**

Capítulo 8

Medidas dietéticas

Tomar medidas dietéticas para transitar el climaterio es algo que nos ayudará a prevenir enfermedades, a aliviar síntomas de otras que se instalan y a mejorar un estado de ánimo que no siempre nos quiere acompañar.

Afrodisíacos

Los afrodisíacos tienen el cometido de devolver el deseo sexual a las personas que lo han perdido por razones físicas o anímicas. Son muy efectivos, sin embargo, debemos tener presente que no sustituyen al amor, sino que lo ensalzan. De modo que sin amor, poco es el efecto que harán. Los afrodisíacos más populares son:

- **Maca andina**
- **Ginseng**
- **Café**
- **Chocolate (con cacao)**
- **Dátiles**
- **Nueces**
- **Azafrán**
- **Jalea real**
- **Menta**

Dieta balanceada

La dieta balanceada no es aquella que tiene carencias de carbohidratos o calorías, sino la que incluye todo en su justa medida. Lo que una dieta de estas características debe incluir son:

- **Carbohidratos**: aportan energía
- **Proteínas:** forman la masa muscular y restauran los tejidos
- **Grasas insaturadas y poli insaturadas:** transportan las vitaminas y nos limpian del colesterol malo
- **Vitaminas y minerales:** hacen que los sistemas de nuestro cuerpo funcionen de forma óptima.

Dietas rejuvenecedoras

Son aquellas que incluyen antioxidantes naturales, los cuales contrarrestan el efecto de los radicales libres. Tales antioxidantes se encuentran en:

- **Naranjas**
- **Mangos**
- **Zanahorias**
- **Calabaza**
- **Boniato**
- **Calabacín**
- **Brócoli**

- Frutos secos
- Semillas
- Espinaca
- Col rizada
- Vegetales de hojas verdes
- Leche
- Mantequilla
- Huevos
- Pomelo rosado
- Tomates
- Sandía
- Cereales
- Papayas
- Fresas
- Pescado
- Pan integral
- Kiwis

Fitohormonas naturales

Son una alternativa cada vez más aceptada para la terapia de reemplazo hormonal, debido a los riesgos de cáncer que esta encierra. Las fitohormonas son hormonas vegetales que cumplen con las funciones que los estrógenos y testosterona, que dejan de producirse en las cantidades necesarias en el climaterio, cumplen en nuestro cuerpo. Las podemos encontrar en:

- La soja
- Cereales

- **Bayas de Schisandra**
- **Té verde**
- **Lúpulo**

Preparaciones más recomendadas

La forma en la que preparemos los alimentos es fundamental para aprovechar mejor los nutrientes. Algunos consejos para sacar el máximo provecho de ellos son:

- Elegir frutas y verduras de temporada
- No colar las legumbres y vegetales, sino utilizar el agua justa para que sea absorbida
- Cocinar al dente
- Cortar o rallar las frutas y vegetales frescos para consumir en el momento

Ejemplos de menús

Desayuno: pan de granos integrales con queso y una taza de yogur

Almuerzo: pescado con papas y boniatos al horno

Merienda: cheese cake hecho con edulcorante natural; té verde

Cena: guiso de zanahorias, brócoli y puerros, hervidos en salsa de tomate.

Recetas culinarias atractivas y sanas

Salteado de champiñones y calabacín

- 1 Lata de champiñones pequeña
- 1 Diente de ajo
- ½ Cebolla
- 1 Calabacín
- Aceite de oliva
- Pimienta de cayena

Corta el ajo en trocitos pequeños sin la parte central. Corta la cebolla en brunoise y el calabacín en dados con su piel. Corta los champiñones a la mitad. Calienta el aceite de oliva en una en una sartén. Pon el ajo y la cebolla hasta que apenas se doren. Agrega los champiñones. Por último, agrega los calabacines y deja que se cuezan hasta que estén tiernos. Apaga el fuego y agrega la pimienta de cayena

Ensalada de berros, sandía, melón y palta

Cantidades necesarias de berros, sandía, melón y palta. Solo tienes que cortar en cubos a las frutas, quitarles las semillas y ponerlas en un bol. Agrega los berros y rocía con jugo de limón.

Capítulo 9

Vitaminas y minerales

Existe un cierto grupo de vitaminas y minerales que deben estar presentes en la dieta del climaterio. Ellos ayudan al correcto funcionamiento del sistema hormonal, en el estado de ánimo y en la prevención de enfermedades asociadas con este período.

Vitaminas

- Vitamina C
- Vitamina E

La vitamina C ayuda a producir estrógenos y la vitamina E disminuye los sofocos, controla la sudoración y combate la ansiedad que lleva al insomnio.

Minerales

- **Calcio** – la cantidad correcta para las mujeres en el climaterio es entre 1.200 y 1.500 mg diarios para prevenir la osteoporosis.

Alimentos con vitamina C

- Caquis
- Ajos

- Fresas
- Cítricos
- Bayas de Acerola
- Grosella negra
- Kiwi
- Guayaba
- Pimientos
- Papayas
- Melón
- Amalaki
- Coles de Bruselas

Alimentos con vitamina E

- Verduras de hojas verdes
- Frutos secos
- Aceite de germen de trigo, de cártamo, de maíz, de soja y de girasol
- Semillas

Alimentos con calcio

- Lácteos
- Frutos secos
- Verduras de hojas verdes
- Kiwi
- Fresas
- Frambuesas
- Brevas

- Higos
- Ciruelas
- Limones
- Grosellas
- Papaya
- Pescados azules
- Langostinos
- Tofu
- Semillas
- Huevos

Capítulo 10

Plantas medicinales

Plantas beneficiosas

Las plantas que nos benefician durante el climaterio son aquellas capaces de contrarrestar las enfermedades asociadas con esta etapa, así como de controlar nuestra función hormonal y de controlar los síntomas tales como bochornos y tristeza.

Plantas quemadoras de grasa

- Ginseng
- Pimienta de cayena
- Diente de león
- Pimienta negra
- Cúrcuma
- Mostaza
- Canela
- Cardamomo
- Jengibre
- Comino

Plantas que estimulan las hormonas

- Diente de león
- Perejil

- Zarzaparrilla
- Quelpo
- Alfalfa

Plantas contra la tristeza

- Melisa
- Hierba de San Juan
- Ginseng
- Valeriana
- Ylangylang
- Lavanda
- Manzanilla
- Amapola
- Estragón
- Salvia

Plantas para conciliar el sueño

- Pasiflora
- Tilo
- Manzanilla
- Romero
- Menta
- Bálsamo de limón
- Lavanda
- Toronjil
- Valeriana
- Ginseng

Plantas que aportan energía

- Romero
- Aloe vera
- Yerba mate
- Infusión de ginseng y canela
- Guaraná

Plantas para los bochornos

- Trébol de prado
- Salvia
- Cimicífuga
- Lúpulo

Plantas para los trastornos menstruales

- Sauzgatillo
- Onagra
- Bolsa de pastor
- Cimicífuga
- Chía

Capítulo 11

Suplementos naturales

Algunas empresas, tales como Life, crean suplementos a base a productos naturales. La ventaja es que puedes obtener tantos nutrientes como sea necesario en una sola cápsula. Además, la concentración de los componentes hace que no necesites complementar el consumo de esos nutrientes con otros alimentos.

EvowheyProtein: es proteína de suero de leche concentrada. Genera energía, aporta fuerza y potencia la formación de masa muscular. A su vez, activa el metabolismo para que este se acelere y cumpla con las funciones principales que le corresponden.
Soy ProteinIsolate 2.0: es proteína vegetal de soja de forma aislada. Ayuda al desarrollo muscular, por lo que mejorará la calidad de nuestros ejercicios físicos, nos permitirá levantar más peso, estaremos más fuertes y quemaremos más calorías.
Vitamin D3 4000 IU: es un concentrado de vitamina D que viene en perlas. Aporta la fuerza muscular necesaria para poder mejorar en los ejercicios físicos, algo vital en la menopausia.

Ultra Omega-3: proporciona ácidos grasos Omega 3. Ayuda al correcto funcionamiento del cerebro, mantiene los niveles de colesterol en sangre controlados y ayuda en la visión.

Capítulo 12

Terapias alternativas

Si preferimos tratamientos naturales y alejados de la medicina tradicional con sus procedimientos y fármacos, podemos decantarnos por una terapia alternativa para ayudarnos a lidiar con los síntomas del climaterio.

Terapias conductuales

- **Técnicas de exposición:** se confronta al paciente al factor que le produce miedo. Sirve para combatir fobias y ansiedad.

- **Desensibilización sistemática:** se busca combatir la ansiedad mediante la generación de conductas que eviten su aparición.

- **Reestructuración cognitiva:** se modifican los pensamientos del paciente para que alivie sus dolencias psicológicas alejándolas.

Control del estrés

- Risoterapia
- Aromaterapia
- Infusiones
- Meditación

- Yoga
- Crioterapia (utiliza al frío para estimular al organismo a liberar serotonina, endorfinas y dopamina)
- Presoterapia (utiliza la técnica del masaje por compresión de aire para hacer descansar las extremidades)

Terapias de relajación

- **Respiración con el diafragma**
- **Meditación**
- **Imaginación guiada**
- **Mindfulness**

Control de la ansiedad

- **Aromaterapia**
- **Homeopatía**
- **Risoterapia**
- **Flores de Bach**
- **Fitoterapia**

Control de la depresión

- **Suplementos alimenticios** (magnesio, vitamina B, Grasas Omega 3)
- **Terapia de luz** (el paciente tiene que exponerse a la luz solar)
- **Ejercicio físico**

Imagen corporal

- **Aceptar el propio cuerpo**
- **Hacer una lista de aspectos positivos de tu cuerpo**
- **Rodearse de personas que te acepten y respeten**
- **Tratar a tu cuerpo con respeto, comenzando por la alimentación**

Autoestima

- **Reiki**
- **Cromoterapia**
- **Aromaterapia**
- **Risoterapia**
- **Abrazoterapia**

Terapia Ocupacional

Se trata de mantener ocupada y entretenida a la persona que tiene alguna clase de limitante, ya sea física o cognitiva. Se enfoca en realzar las capacidades de la persona para que esta se sienta capaz de reinsertarse en el mundo social y laboral.

Referencias por temas y capítulos

Tema I. Diabetes

Capítulo 1. Definición

- https://www.who.int/es/news-room/fact-sheets/detail/diabetes
- https://kidshealth.org/es/kids/type1-esp.html

Capítulo 2. Causas más frecuentes

- https://www.niddk.nih.gov/health-information/informacion-de-la salud/diabetes/informacion-general/sintomas-causas
- http://www.diabetes.org/es/informacion-basica-de-la-diabetes/diabetes-gestacional/que-es-la-diabetes-gestacional.html
- http://www.cadime.es/es/noticia.cfm?iid=hiprglucemias-medicamentos#.XQFkk9IzaM8

Capítulo 3. Síntomas más comunes

- https://es.wikipedia.org/wiki/Polidipsia
- https://www.msdmanuals.com/es/professional/trastornos-urogenitales/s%C3%ADntomas-de-los-trastornos-urogenitales/poliuria
- https://www.semiologiaclinica.com/index.php/articlecontainer/motivosdeconsulta/126-polifagia
- https://www.mayoclinic.org/es-es/diseases-conditions/itchy-skin/diagnosis-treatment/drc-20355010
- https://www.niddk.nih.gov/health-information/informacion-de-la-salud/diabetes/informacion-general/sintomas-causas

Capítulo 4. Afecciones relacionadas con el descontrol

- https://www.mayoclinic.org/es-es/diseases-conditions/yeast-infection/symptoms-causes/syc-20378999

- https://cuidateplus.marca.com/enfermedades/urologicas/balanitis.html
- https://medlineplus.gov/spanish/ency/article/000521.htm
- http://www.diabetes.org/es/vivir-con-diabetes/complicaciones/complicaciones-en-la-piel.html
- http://www.diabetes.org/es/vivir-con-diabetes/tratamiento-y-cuidado/higiene-y-salud-bucal/la-diabetes-y-los-problemas-de-salud-bucal.html

Capítulo 5. Consecuencias, prevención y recomendaciones naturales para controlarlas

- https://www.mayoclinic.org/es-es/diseases-conditions/peripheral-neuropathy/symptoms-causes/syc-20352061
- https://cuidateplus.marca.com/enfermedades/ginecologicas/disfuncion-sexual-femenina.html
- https://www.niddk.nih.gov/health-information/informacion-de-la-salud/enfermedades-urologicas/disfuncion-erectil/prevencion
- https://cuidateplus.marca.com/enfermedades/urologicas/impotencia-disfuncion-erectil.html
- http://www.kidneyfund.org/en-espanol/enfermedad-de-los-rinones/tipos/enfermedad-de-los-rinones-cronica.html
- http://www.revcardiologia.sld.cu/index.php/revcardiologia/article/view/566/723
- https://fundaciondelcorazon.com/informacion-para-pacientes/enfermedades-cardiovasculares/cardiopatia-isquemica.html
- https://medlineplus.gov/spanish/diabeticfoot.html
- https://medlineplus.gov/spanish/diabeticfoot.html
- http://www.hoy.com.ec/remedios-caseros-para-la-disfuncion-erectil/
- https://www.kidney.org/es/atoz/content/como-afecta-al-cuerpo-la-insuficiencia-renal
- https://holadoctor.com/es/%C3%A1lbum-de-fotos/10-remedios-naturales-para-el-coraz%C3%B3n
- https://mejorconsalud.com/preparar-5-remedios-naturales-las-ulceras-del-pie-diabetico/

Capítulo 6. Tratamientos

- https://es.familydoctor.org/medicamentos-orales-para-la-diabetes/
- http://cirugiavascularactual.blogspot.com/2007/08/pie-diabtico-clasificacin-etapificacin.html
- http://www.diabetes.org/es/vivir-con-diabetes/tratamiento-y-cuidado/transplantes/trasplante-de-pncreas.html

Capítulo 7. Actividad física

- https://www.elsevier.es/es-revista-avances-diabetologia-326-articulo-efecto-del-ejercicio-fisico-sobre-S1134323012000385
- https://www.elsevier.es/es-revista-endocrinologia-nutricion-12-articulo-impacto-actividad-fisica-sobre-el-S1575092210000525
- https://www.webconsultas.com/ejercicio-y-deporte/ejercicio-y-enfermedad/ejercicios-recomendados-en-personas-con-diabetes
- https://lopezdoriga.com/vida-y-estilo/diferencia-entre-flexibilidad-y-elasticidad/

Capítulo 8. Medidas dietéticas

- http://www.diabetes.org/es/alimentos-y-actividad-fisica/alimentos/que-voy-a-comer/comprension-de-los-carbohidratos/contar-carbohidratos.html
- https://www.dietistasnutricionistas.es/indice-glucemico-la-carga-glucemica/
- https://medlineplus.gov/spanish/ency/patientinstructions/000941.htm
- http://www.diabetes.org/es/alimentos-y-actividad-fisica/alimentos/que-voy-a-comer/consejos-de-comidas/lea-detenidamente-las-etiquetas.html
- https://www.mayoclinic.org/es-es/diseases-conditions/diabetes/in-depth/diabetes-diet/art-20044295
- https://www.fundaciondiabetes.org/general/articulo/169/la-alimentacion-en-la-diabetes-tipo-2--plan-semanal-de-alimentacion
- https://misrecetasparadiabeticos.com/ensaladas-diabeticos/

Capítulo 9. Vitaminas y minerales

- https://www.niddk.nih.gov/health-information/informacion-de-la-salud/diabetes/informacion-general/nutricion-alimentacion-actividad-fisica/conteo-carbohidratos
- http://diabetesdietas.com/diabetes-minerales-vitaminas-reducen-la-diabetes/

Capítulo 10. Plantas medicinales

- https://www.cuerpomente.com/salud-natural/tratamientos/8-plantas-y-suplementos-que-protegen-frente-a-la-diabetes_161
- https://mejorconsalud.com/7-hierbas-te-ayudan-tratar-la-diabetes-tipo-2/
- https://www.saludnutricionbienestar.com/berberina-planta-diabetes/
- https://holadoctor.com/es/%C3%A1lbum-de-fotos/10-hierbas-aliadas-contra-la-diabetes

Capítulo 11. Productos para diabéticos avalados

- http://fmdiabetes.org/marcas-avaladas/

Capítulo 12. Terapias alternativas en el manejo de la diabetes

- https://cuidateplus.marca.com/medicamentos/2016/03/03/homeopatia-que-sirve-109987.html
- https://www.vix.com/es/imj/salud/2011/02/17/medicina-alternativa-para-la-diabetes
- https://www.significados.com/ozonoterapia/
- https://definicion.de/acupuntura/
- https://www.botanical-online.com/medicina-natural/flores-bach-diabetes
- http://www.redgdps.org/guia-de-diabetes-tipo-2-para-clinicos/6-educacion-terapeutica-en-diabetes-20180917

- http://diabeweb.com/blog/18/apoyo-psicologico-diabetes
- http://diabetesdietas.com/cuando-asistir-grupo-apoyo-la-diabetes/

Tema II. Obesidad

Capítulo 1. Concepto

- https://www.healthychildren.org/Spanish/health-issues/conditions/obesity/Paginas/body-mass-index-formula.aspxhttps://obymed.es/tipos-de-obesidad/

Capítulo 2. Causas más frecuentes

- https://www.elconfidencial.com/alma-corazon-vida/2016-10-06/medicamentos-engordan_1270838/
- https://www.elsevier.es/es-revista-endocrinologia-nutricion-12-articulo-funcion-endocrina-obesidad-S1575092211002361
- https://www.mayoclinic.org/es-es/diseases-conditions/cushing-syndrome/symptoms-causes/syc-20351310
- https://www.sanitas.es/sanitas/seguros/es/particulares/biblioteca-de-salud/dieta-alimentacion/adelgazar-sobrepeso/hipotiroidismo-obesidad.html
- https://www.mayoclinic.org/es-es/diseases-conditions/male-hypogonadism/symptoms-causes/syc-20354881
- https://www.fesemi.org/informacion-pacientes/conozca-mejor-su-enfermedad/acromegalia-y-gigantismo
- https://www.intramed.net/contenidover.asp?contenidoid=94048
- http://obesidadinfantil.consumer.es/web/es/padres_obesos/1.php
- https://www.elsevier.es/es-revista-endocrinologia-nutricion-12-articulo-obesidad-adipogenesis-resistencia-insulina-S157509221100218X
- https://laboratoriosniam.com/la-estrecha-relacion-entre-sop-y-obesidad/
- https://www.mayoclinic.org/es-es/diseases-conditions/male-hypogonadism/symptoms-causes/syc-20354881

Capítulo 3. Síntomas más comunes

- https://cuidateplus.marca.com/enfermedades/ginecologicas/amenorrea.html
- https://kidshealth.org/es/teens/acanthosis-esp.html
- https://portal.hospitalclinic.org/enfermedades/obesidad/sintomas
- https://www.mayoclinic.org/es-es/diseases-conditions/stretch-marks/symptoms-causes/syc-20351139

Capítulo 4. Afecciones asociadas

- https://www.cmed.es/actualidad/la-obesidad-y-sus-enfermedades-asociadas_306.html
- https://vitaliv.app/esta-relacionado-el-exceso-de-colesterol-con-el-exceso-de-peso/
- cielo.isciii.es/scielo.php?script=sci_arttext&pid=S1137-66272004000300006
- https://funcionales.es/obesidad-dietas-ricas-en-grasa-y-alteraciones-de-la-motilidad-intestinal
- http://www.ilsoeducacion.com/150-litiasis-vesicular-y-obesidad
- http://www.scielo.org.pe/scielo.php?script=sci_arttext&pid=S1025-55832017000200016
- https://cuidateplus.marca.com/enfermedades/digestivas/colon-irritable.html
- https://cuidateplus.marca.com/enfermedades/urologicas/litiasis-renal.html
- https://www.revistanefrologia.com/es-obesidad-enfermedad-renal-consecuencias-ocultas-articulo-S0211699517300553

Capítulo 5. Consecuencias

- https://medlineplus.gov/spanish/metabolicsyndrome.html

- https://www.sdpnoticias.com/estilo-de-vida/2015/11/22/hablemos-de-la-osteoartrosis-artrosis-o-enfermedad-articular-degenerativa
- https://mejorconsalud.com/6-consejos-para-eliminar-naturalmente-los-acrocordones/
- https://www.salud.mapfre.es/enfermedades/dermatologicas/que-son-y-como-tratar-los-acrocordones/
- ttps://www.mayoclinic.org/es-es/diseases-conditions/nonalcoholic-fatty-liver-disease/symptoms-causes/syc-20354567
- http://chemocare.com/es/chemotherapy/side-effects/Hiperuricemia.aspx
- https://www.webconsultas.com/salud-al-dia/esteatosis-hepatica/prevencion-de-la-esteatosis-hepatica
- https://www.mayoclinic.org/es-es/diseases-conditions/metabolic-syndrome/symptoms-causes/syc-20351916

Capítulo 6. Tratamientos

- https://medlineplus.gov/spanish/ency/patientinstructions/000346.htm
- https://www.laparoscopic.md/es/questions/cirugia-bariatrica/cuales-son-los-posibles-efectos-secundarios-de-la-cirugia-bariatrica
- https://cuidateplus.marca.com/belleza-y-piel/diccionario/lipoescultura.html
- https://www.clinicasobesitas.com/obesidad/cirugia-plastica-obesidad/
- https://www.hmhospitales.com/usuario-hm/apuntes-de-salud/cirugia-de-la-obesidad-(bariatrica)
- https://www.mayoclinic.org/es-es/tests-procedures/bariatric-surgery/about/pac-20394258

Capítulo 7. Actividad física

- www.bbc.com/mundo/noticias/2015/08/150807_salud_recomendaciones_ejercicio_personas_sobrepeso_ig
- https://www.clinicasobesitas.com/actualidad/ejercicio-fisico-adaptado-a-la-obesidad/

- https://pierdepesoencasa.com/ejercicios-para-obesos-morbidos-sedentarios-casa/

Capítulo 8. Medidas dietéticas

- https://www.elsevier.es/es-revista-offarm-4-articulo-dietas-hipocaloricas-13070732
- https://www.fundacionbengoa.org/informacion_nutricion/dietas-moda.asp
- https://www.mayoclinic.org/es-es/healthy-lifestyle/nutrition-and-healthy-eating/in-depth/glycemic-index-diet/art-20048478
- http://saludyalimentacion.consumer.es/obesidad/alimentos-aconsejados-permitidos-y-limitados
- https://encolombia.com/libreria-digital/lmedicina/obesidad-carta/obesicart-gc-capitulo14a/
- https://www.hogarmania.com/cocina/recetas/pescados-mariscos/201803/salmonetes-setas-tomates-39424.html

Capítulo 9. Vitaminas y Minerales
- https://myemail.constantcontact.com/LA-CARENCIA-DE-VITAMINAS-Y-MINERALES-INFLUYE-PARA-LA-OBESIDAD-EN-ADULTOS.html?soid=1116729122843&aid=eNYZOiXSYkc
- https://www.clinicabaviera.com/blog/mundo-bavieraconoce-que-alimentos-tienen-vitamina-a/
- https://www.eldiario.es/consumoclaro/comer/frutas-verduras-vitamina-C-naranjas_0_810869830.html
- https://www.crbard.com/vab-guide/El-Blog-de-BAV/VitaminaE-beneficios-y-alimentos
- https://www.hola.com/cocina/nutricion/200905228505/minerales/calcio/hierro/
- https://rpp.pe/lima/actualidad/fortalece-tus-huesos-con-alimentos-ricos-en-calcio-y-vitamina-d-noticia-633557

Capítulo 10. Plantas medicinales

- https://www.hogarmania.com/salud/salud-familiar/remedios-naturales/201610/plantas-medicinales-ayudan-quemar-grasa-33845.html
- https://mejorconsalud.com/11-mejores-plantas-para-bajar-de-peso/
- https://www.portalsalud.com/hierbas-para-la-resistencia-a-la-insulina_13125095/
- https://www.hogarmania.com/salud/salud-familiar/remedios-naturales/201610/plantas-medicinales-ayudan-quemar-grasa-33845.html
- https://www.salud180.com/salud-z/plantas-medicinales-contra-la-obesidad

Capítulo 11. Suplementos naturales

- https://as.com/deporteyvida/2017/06/20/portada/1497954710_295576.html
- https://imeoobesidad.com/blog/suplementos-dieteticos-perder-peso/

Capítulo 12. Terapias alternativas

- https://www.salud180.com/salud-dia-dia/5-terapias-para-controlar-el-estres
- https://www.lanacion.com.ar/ciencia/dos-terapias-permiten-corregir-una-imagen-corporal-distorsionada-nid1252757
- https://cuidateplus.marca.com/enfermedades/psiquiatricas/trastorno-por-atracon.html
- https://medlineplus.gov/spanish/ency/patientinstructions/000874.htm
- https://www.efe.com/efe/espana/gente/hedonismo-alimentario-el-placer-por-comer-productos-saludables/10007-2885261
- https://www.elsevier.com/es-es/connect/estudiantes-de-ciencias-de-la-salud/tecnicas-cognitivo-conductuales-para-afrontar-el-estres-de-los-examenes
- https://cuidateplus.marca.com/belleza-y-piel/diccionario/risoterapia.html
- https://cnnespanol.cnn.com/2017/10/17/8-claves-para-acabar-con-la-adiccion-a-los-carbohidratos/

Tema III. Tiroides
Capítulo 1. Concepto

- https://medlineplus.gov/spanish/thyroiddiseases.html
- https://medlineplus.gov/spanish/hypothyroidism.html
- https://www.mayoclinic.org/es-es/diseases-conditions/hashimotos-disease/symptoms-causes/syc-20351855
- https://medlineplus.gov/spanish/hyperthyroidism.html
- https://medlineplus.gov/spanish/ency/article/001178.htm

Capítulo 2. Causas más frecuentes

- https://www.cuidatutiroides.com/t/hipotiroidismo_hereditarios/
- https://www.mayoclinic.org/es-es/diseases-conditions/hyperthyroidism/symptoms-causes/syc-20373659

Capítulo 3. Síntomas más comunes

- https://www.mayoclinic.org/es-es/diseases-conditions/hypothyroidism/symptoms-causes/syc-20350284
- https://cuidateplus.marca.com/enfermedades/digestivas/hipertiroidismo.html
- https://www.mayoclinic.org/es-es/diseases-conditions/hashimotos-disease/symptoms-causes/syc-20351855
- https://www.mayoclinic.org/es-es/diseases-conditions/goiter/symptoms-causes/syc-20351829

Capítulo 4. Afecciones asociadas

- https://www.navarrozarza.com.mx/?p=420
- https://www.sanitas.es/sanitas/seguros/es/particulares/biblioteca-de-salud/prevencion-salud/tiroides-depresion.html
- https://www.mayoclinic.org/es-es/diseases-conditions/secondary-hypertension/symptoms-causes/syc-20350679

- https://www.mayoclinic.org/es-es/diseases-conditions/hypothyroidism/expert-answers/hypothyroidism/faq-20057789
- https://espanol.mercola.com/boletin-de-salud/muchos-sintomas-que-sugieren-una-tiroides-lenta.aspx

Capítulo 5. Consecuencias

- https://www.informajoven.org/info/salud/K_7_4.asp
- https://comerparavenceralcancer.com/2018/09/25/los-alimentos-basicos-para-vencer-al-cancer/
- https://www.cancer.org/es/cancer/cancer-de-tiroides/causas-riesgos-prevencion/prevencion.html
- https://www.elsevier.es/es-revista-revista-medica-clinica-las-condes-202-articulo-disfuncion-tiroidea-y-corazon-S0716864015000395
- https://www.cuerpomente.com/salud-natural/terapias-naturales/como-prevenir-tiroiditis_2181
- https://medlineplus.gov/spanish/ency/article/000683.htm
- https://mejorconsalud.com/bebidas-tratar-hipertiroidismo/
- https://www.tuasaude.com/es/remedios-caseros-para-el-hipotiroidismo/
- https://www.evafertilityclinics.es/novedades-inseminacion-artificial/tiroides-y-fertilidad-femenina/

Capítulo 6. Tratamientos
- https://www.hormone.org/pacientes-y-cuidadores/medicines-for-hypothyroidism
- https://www.cancer.org/es/cancer/cancer-de-tiroides/despues-del-tratamiento/cuidado-de-seguimiento.html
- https://medlineplus.gov/spanish/ency/article/002933.htm
- https://www.radiologyinfo.org/sp/info.cfm?pg=radioiodine
- https://www.cun.es/enfermedades-tratamientos/cuidados-casa/cuidados-tras-yodo-radiactivo

- https://www.barnaclinic.com/blog/cirugia-de-tiroides/cuidados-en-casa-cirugia-de-tiroides/
- https://www.cancer.org/es/cancer/cancer-de-tiroides/tratamiento/yodo-radioactivo.html
- https://www.barnaclinic.com/blog/cirugia-de-tiroides/complicaciones-frecuentes-cirugia-de-tiroides/
- https://medlineplus.gov/spanish/druginfo/meds/a682461-es.html

Capítulo 7. Actividad física
- http://scielo.sld.cu/scielo.php?script=sci_arttext&pid=S0864-03002017000300013
- https://www.portalsalud.com/ejercicio-afecta-produccion-info_7609/
- https://www.barnaclinic.com/blog/cirugia-de-tiroides/recuperacion-cirugia-tiroides-reposo/

Capítulo 8. Medidas dietéticas
- https://www.tuasaude.com/es/dieta-para-la-intolerancia-a-la-lactosa/
- https://www.aecat.net/consejos-practicos/terapiacon-yodo-radioactivo/dieta-baja-en-yodo-y-otras-recomendaciones/
- https://www.mayoclinic.org/es-es/diseases-conditions/lactose-intolerance/symptoms-causes/syc-20374232
- https://www.cuerpomente.com/alimentacion/dieta-terapeutica/recetas-equilibrar-tiroides-hormonas_1778
- https://belleza.trendencias.com/?utm_source=bebesymas&utm_medium=network&utm_campaign=favicons
- http://www.contigosalud.com/menu-para-hipotiroidismo
- https://positive.varilux.es/bienestar/intolerancia-gluten/
- https://shawellnessclinic.com/es/shamagazine/recomendaciones-nutricionales-para-hipotiroidismo-e-hipertiroidismo/

Capítulo 9. Vitaminas y minerales

- https://www.infobae.com/salud/2018/05/25/hipo-e-hipertiroidismo-cuales-son-los-seis-nutrientes-esenciales-para-su-buen-funcionamiento/
- https://www.alimente.elconfidencial.com/bienestar/2019-04-15/selenio-mineral-gran-poder-antioxidante_1867706/

Capítulo 10. Plantas medicinales

- https://www.promofarma.com/blog/salud-y-bienestar/4-plantas-para-aumentar-tus-defensas/
- https://www.revistaciencias.unam.mx/es/160-revistas/revista-ciencias-15/1411-%C2%BFplantas-que-producen-cancer.html
- https://es.wikipedia.org/wiki/Sustancias_t%C3%B3xicas_vegetales
- https://rolloid.net/7-hierbas-naturales-tratar-los-problemas-tiroides/
- http://www.consumer.es/web/es/alimentacion/aprender_a_comer_bien/enfermedad/2010/01/29/190795.php

Capitulo 11. Suplementos naturales

- https://laopinion.com/guia-de-compras/los-mejores-10-suplementos-para-el-cuidado-de-la-tiroides/

Capítulo 12. Terapias alternativas

- https://www.telesurtv.net/news/8-alternativas-para-disminuir-el-estres--20150922-0010.html
- https://www.telesurtv.net/news/8-alternativas-para-disminuir-el-estres--20150922-0010.html
- https://www.cuerpomente.com/blogs/come-limpio/ayuno-tipos-contraindicaciones_2542

- https://gabinetedepsicologia.com/tratamiento-de-la-tristeza-psicologos-madrid-tres-cantos

Tema IV. Síndrome de Ovario Poliquístico

Capítulo 1. Concepto

- https://medlineplus.gov/spanish/ency/article/000369.htm
- https://kidshealth.org/es/teens/pcos-esp.html

Capítulo 2. Causas más frecuentes

- https://aesopspain.org/sop-y-hipotiroidismo/
- https://medlineplus.gov/spanish/ency/article/000348.htm
- https://www.msdmanuals.com/es/professional/trastornos-endocrinos-y-metab%C3%B3licos/trastornos-hipofisarios/gigantismo-y-acromegalia
- https://es.familydoctor.org/condicion/resistencia-la-insulina/
- https://kidshealth.org/es/teens/pcos-esp.html
- https://www.hormone.org/audiences/pacientes-y-cuidadores/preguntas-y-respuestas/2010/sindrome-de-ovario-poliquistico

Capítulo 3. Síntomas más comunes

- https://kidshealth.org/es/teens/pcos-esp.html
- https://laboratoriosniam.com/la-estrecha-relacion-entre-sop-y-obesidad/
- https://www.infosalus.com/enfermedades/ginecologia/ovarios-poliquisticos/que-es-ovarios-poliquisticos-62.html

Capítulo 4. Afecciones asociadas

- http://www.scielo.br/scielo.php?pid=S0066-782X2010000500010&script=sci_arttext&tlng=es

- https://www.elsevier.es/es-revista-revista-medica-clinica-las-condes-202-articulo-sindrome-de-ovario-poliquistico-en-S0716864016300633
- https://www.crbard.com/vab-guide/Saber-mas/Palpacion-de-los-cambios-fibroquisticos-de-la-mama

Capítulo 5. Consecuencias a largo plazo

- https://www.infosalus.com/asistencia/noticia-mujeres-sindrome-ovario-poliquistico-tienen-mayor-riesgo-sufrir-enfermedades-cardiovasculares-20100519142806.html
- http://cardiosalus.com/salud/reportajes/como-se-puede-prevenir-la-cardiopatia-isquemica.html
- https://www.cuerpomente.com/blogs/come-limpio/sindrome-ovarios-poliquisticos_1638
- https://www.organicfacts.net/remedios-caseros/sindrome-de-ovario-poliquistico.html?lang=es
- https://mejorconsalud.com/tratamiento-natural-para-el-sindrome-de-los-ovarios-poliquisticos/
- https://www.infosalus.com/salud-investigacion/noticia-mujeres-sindrome-ovario-poliquistico-tienen-doble-riesgo-ser-ingresadas-otros-trastornos-20150128094134.html

Capítulo 6. Tratamientos

- https://espanol.womenshealth.gov/a-z-topics/polycystic-ovary-syndrome
- https://medlineplus.gov/spanish/druginfo/meds/a699055-es.html
- https://www.breastcancer.org/es/tratamiento/cirugia/preventiva_ovarios/preventiva_ovarios/durante
- https://medlineplus.gov/spanish/assistedreproductivetechnology.html
- https://www.breastcancer.org/es/tratamiento/cirugia/preventiva_ovarios/riesgos

Capítulo 7. Actividad física

- https://www.fisiologiadelejercicio.com/sindrome-de-ovario-poliquistico-y-entrenamiento-fisico/
- https://www.adamedmujer.com/trastornos/ejercicio-fisico-para-mujeres-con-sindrome-de-ovarios-poliquisticos/

Capítulo 8. Medidas dietéticas

- https://youngwomenshealth.org/2006/05/15/nutricion-para-sopq/
- https://www.directoalpaladar.com/ingredientes-y-alimentos/las-mejores-recetas-con-nueces-de-directo-al-paladar
- https://laboratoriosniam.com/si-tienes-sop-estos-deliciosos-alimentos-seran-tus-mejores-amigos/
- https://www.elespanol.com/cocinillas/recetas/verduras/20150422/brocoli-gratinado-jamon-queso-huevo-receta-facil/1000111038898_30.html
- https://informalia.eleconomista.es/informalia/belleza/noticias/8578741/08/17/Toma-nota-estos-son-los-alimentos-para-combatir-el-acne-.html
- http://www.diabetes.org/es/alimentos-y-actividad-fisica/alimentos/que-voy-a-comer/comprension-de-los-carbohidratos/indice-glucemico-y-diabetes.html
- https://laboratoriosniam.com/si-tienes-sop-reduce-tus-niveles-de-testosterona-con-estos-5-alimentos/
- http://muysaludable.sanitas.es/nutricion/dietas-hipocaloricas-consisten/
- http://muysaludable.sanitas.es/nutricion/dietas-hipocaloricas-consisten/

Capítulo 9. Vitaminas y minerales

- https://www.facebook.com/AdiosQuistesDeOvario/photos/7-vitaminas-y-minerales-para-eliminar-el-sindrome-de-ovario-poliquisticovitamina/812927655559095/
- https://www.hsnstore.com/blog/colina-e-inositol/
- https://www.sabervivirtv.com/nutricion/alimentos-ricos-en-zinc-beneficios_1990/5
- https://www.zonadiet.com/nutricion/cromo.htm
- https://ods.od.nih.gov/factsheets/VitaminD-DatosEnEspanol/
- https://medlineplus.gov/spanish/ency/article/002404.htm
- https://www.oftalvist.es/blog/alimentos-ricos-vitamina-a-para-la-vista/

Capítulo 10. Plantas medicinales

- https://laboratoriosniam.com/si-tienes-sop-reduce-tus-niveles-de-testosterona-con-estos-5-alimentos/
- https://www.mujerhoy.com/vivir/madres/201810/08/plantas-aumentan-fertilidad-601178454434-ga.html
- https://culturacolectiva.com/estilo-de-vida/como-bajar-los-niveles-de-testosterona-si-eres-mujer
- https://www.montevideo.com.uy/Mujer/Plantas-medicinales-para-regularizar-la-menstruacion-uc322492
- https://www.enbuenasmanos.com/tratamientos-para-la-resistencia-a-la-insulina

Capitulo 11. Suplementos naturales

- https://www.amazon.es/NIAM-S-Ovario-Poliqu%C3%ADstico-C%C3%A1psulas/dp/B01EHSNIW2/ref=pd_lpo_sbs_121_t_0/260-3033207-7492715?_encoding=UTF8&psc=1&refRID=M6DQXEH1DAE2SR16TDYY
- https://www.guiadesuplementos.es/melatonina/

- https://miriamginecologia.com/blog/sindrome-de-ovarios-poliquisticos-parte-iv/
- https://www.guiadesuplementos.es/acido-folico/

Capítulo 12. Terapias alternativas

- https://www.eluniversal.com.co/blogs/entendiendo-la-piel-con-wilmar-polo/terapias-alternativas-y-complementarias-en-tratamientos-cutaneos
- https://www.todopapas.com/fertilidad/fertilidad-en-la-mujer/fertilidad-acupuntura-y-otras-terapias-alternativas-5615
- https://www.vix.com/es/imj/salud/5334/las-mejores-terapias-alternativas-para-bajar-de-peso
- https://mejorconsalud.com/tratamiento-natural-para-el-exceso-de-vello/
- https://es.wikipedia.org/wiki/Fitoterapia
- https://www.hedonai.com/tratamientos-faciales/acne
- https://www.hablandodehomeopatia.com/como-tratar-el-acne-con-medicamentos-homeopaticos/

Tema V. Climaterio Masculino y Femenino
Capítulo 1. Concepto

- https://definicion.de/climaterio/
- https://cuidateplus.marca.com/sexualidad/diccionario/menopausia.html
- http://www.scielo.org.bo/scielo.php?script=sci_arttext&pid=S1012-29662006000200011
- https://www.msdmanuals.com/es/hogar/salud-femenina/trastornos-menstruales-y-sangrados-vaginales-an%C3%B3malos/menopausia-prematura
- https://www.clinicalascondes.cl/BLOG/Listado/Ginecologia/Climaterio-y-Menopausia

Capítulo 2. Causas más frecuentes

- https://espanol.womenshealth.gov/menopause/early-or-premature-menopause

Capítulo 3. Síntomas más comunes

- https://www.salud.mapfre.es/salud-familiar/hombre/recomendaciones/menopausia-masculina/
- http://www.davila.cl/menopausia-y-climaterio-sintomas-y-tratamiento/

Capítulo 4. Afecciones asociadas

- http://scielo.isciii.es/scielo.php?script=sci_arttext&pid=S0212-16112006000900001
- https://www.mayoclinic.org/es-es/diseases-conditions/high-blood-pressure/expert-answers/menopause-and-high-blood-pressure/faq-20058406
- https://www.sabervivir.es/familia-saludable/mujer/vigila-mas-tu-tiroides-en-la-menopausia
- https://www.msdmanuals.com/es/hogar/trastornos-hormonales-y-metab%C3%B3licos/trastornos-relacionados-con-el-colesterol/dislipidemia-dislipemia
- https://www.drfcarmona.com/menopausia/enfermedades-asociadas-la-menopausia/

Capítulo 5. Consecuencias

- https://fundaciondelcorazon.com/ejercicio/ejercicio-fisico/3175-cardiopatia-isquemica.html
- https://www.cuerpomente.com/salud-natural/consultorio/regenerar-masa-osea-osteoporosis-forma-natural_2792
- https://mifarmaciaespana.com/tratamientos-naturales-para-la-disfuncion-erectil-una-solucion-efectiva-y-saludable/

Capítulo 6. Tratamientos

- https://www.vademecum.es/enfermedad-menopausia+(climaterio+femenino)_424_3
- https://www.clinicalascondes.cl/NOTICIAS/Andropausia,-el-bajon-hormonal-de-los-hombres
- https://cuidateplus.marca.com/belleza-y-piel/medicina-estetica/2018/11/16/consecuencias-implantes-pelo-realizados-turquia-168131.html
- https://www.20minutos.es/noticia/565418/0/cirugia/vaginal/riesgos/
- https://espanol.womenshealth.gov/menopause/menopause-treatment
- ttps://www.todopapas.com/medicamentos/hormonas/progyluton
- https://www.webconsultas.com/belleza-y-bienestar/tratamientos-esteticos/que-es-la-c
- https://vilarovira.com/cirugia-genital-masculina/
- https://medlineplus.gov/spanish/druginfo/meds/a601041-es.html
- https://www.diariofemenino.com/articulos/salud/menopausia/cirugia-estetica-durante-la-etapa-de-la-menopausia/

Capítulo 7. Actividad física

- https://www.webconsultas.com/ejercicio-y-deporte/ejercicio-en-las-etapas-de-la-vida/ejercicios-apropiados-en-la-menopausia-1937
- https://www.webconsultas.com/ejercicio-y-deporte/ejercicio-en-las-etapas-de-la-vida/ejercicio-en-la-menopausia-1935
- https://www.webconsultas.com/ejercicio-y-deporte/ejercicio-en-las-etapas-de-la-vida/beneficios-del-ejercicio-en-la-menopausia-193

Capítulo 8. Medidas dietéticas

- https://cuidateplus.marca.com/sexualidad/diccionario/afrodisiacos.html
- https://www.dietacoherente.com/recetas-para-la-menopausia-ensaladas-potajes/

- https://sevilla.abc.es/gurme/las-mejores-recetas/10-recetas-con-calabacin/
- https://holadoctor.com/es/%C3%A1lbum-de-fotos/el-mejor-men%C3%BA-durante-la-menopausia-ayuda-a-evitar-la-suba-de-peso-y-el-estr%C3%A9s
- https://contenidos.bupasalud.com/salud-bienestar/vida-bupa/alimentaci%C3%B3n-saludable
- https://www.miqueridamenopausia.com/que-son-las-fitohormonas/
- https://www.huercasa.com/es/blog/alimentos-antioxidantes
- https://www.directoalpaladar.com/salud/como-aprovechar-mejor-los-nutrientes-en-la-cocina
- https://mifarmaciaespana.com/conoce-los-afrodisiacos-naturales-mas-efectivos-y-disfruta-de-tu-sexualidad/

Capítulo 9. Vitaminas y minerales

- https://www.hola.com/estar-bien/20180831128919/vitaminas-y-minerales-en-la-menopausia-cs/
- https://www.miarevista.es/salud/fotos/7-alimentos-con-un-plus-de-vitamina-c/vitamina-c-1
- https://www.danone.es/es/salud/tendencias/alimentos-calcio-no-lacteos.html
- https://www.globalhealingcenter.net/salud-natural/alimentos-vitamina-c.html
- https://medlineplus.gov/spanish/ency/article/002406.htm
- https://laopinion.com/guia-de-compras/3-vitaminas-y-minerales-que-necesitas-consumir-durante-la-menopausia-para-fortalecer-tu-salud/

Capítulo 10. Plantas medicinales

- https://articulos.mercola.com/sitios/articulos/archivo/2014/11/08/hierbas-y-especias-para-bajar-de-peso.aspx
- https://www.eldinamo.cl/ambiente/2016/05/09/plantas-hierbas-combatir-estres-depresion/

- https://www.autocrecimiento.com/salud/plantas-medicinales-trastornos-menstruales/
- https://www.cuerpomente.com/salud-natural/tratamientos/sofocos-remedios-naturales_2133
- https://holadoctor.com/es/%C3%A1lbum-de-fotos/los-10-mejores-t%C3%A9s-para-dormir-bien
- https://mejorconsalud.com/hierbas-medicinales-que-nos-aportan-energia/
- https://www.promofarma.com/blog/salud-y-bienestar/descubre-las-5-plantas-que-equilibran-tus-hormonas/

Capitulo 11. Suplementos naturales

- https://www.hsnstore.com/blog/menopausia-suplementos-naturales/

Capítulo 12. Terapias alternativas

- https://www.subz3ro.mx/7-terapias-alternativas-disminuir-estres/
- https://www.mindalia.com/noticias/terapias-alternativas-bienestar-salud-naturales/
- https://neurorhb.com/blog-dano-cerebral/que-es-la-terapia-ocupacional/
- https://www.diariofemenino.com/articulos/psicologia/ansiedad/terapias-alternativas-para-combatir-la-ansiedad/
- http://www.f-ima.org/es/factores-de-proteccion-para-la-prevencion/imagen-corporal
- https://articulos.mercola.com/sitios/articulos/archivo/2017/11/16/tratamientos-alternativos-para-la-depresion.aspx
- https://psicologiaymente.com/vida/tecnicas-relajacion-combatir-estres
- https://psicologiaymente.com/clinica/tecnicas-cognitivo-conductuales

Acerca del autor

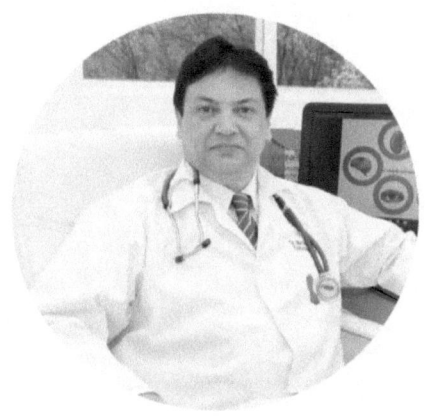

Dr. Mario Vega Carbó
Endocrinólogo

* Médico cubano graduado en 1994.
* Especialista en Endocrinología y Medicina Familiar.
* Máster en Longevidad y Ultrasonografía.
* Profesor de Fisiopatología Médica.
* Amante de hacer el bien, la familia y la naturaleza.

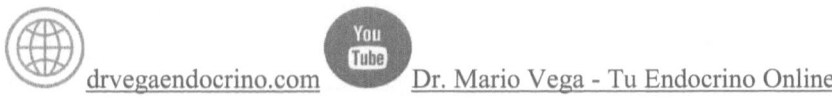
drvegaendocrino.com   Dr. Mario Vega - Tu Endocrino Online

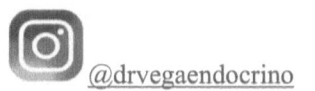
@drvegaendocrino

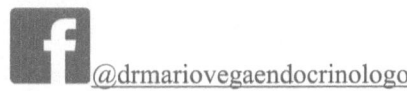
@drmariovegaendocrinologo

www.ingramcontent.com/pod-product-compliance
Lightning Source LLC
Chambersburg PA
CBHW021813170526
45157CB00007B/2576